中国医学临床百家·病例精解

靳小雷教授团队

面部轮廓整形美容手术

病例精解

祁佐良　靳小雷 / 主　编

中国医学科学院整形外科医院作品

U0333598

科学技术文献出版社

SCIENTIFIC AND TECHNICAL DOCUMENTATION PRESS

·北京·

图书在版编目（CIP）数据

靳小雷教授团队面部轮廓整形美容手术病例精解 / 祁佐良，靳小雷主编. —北京：科学技术文献出版社，2022.3

ISBN 978-7-5189-8771-9

Ⅰ.①靳… Ⅱ.①祁… ②靳… Ⅲ.①面—美容术—病案—分析 Ⅳ.① R625.1

中国版本图书馆 CIP 数据核字（2021）第 262154 号

靳小雷教授团队面部轮廓整形美容手术病例精解

策划编辑：李 丹 责任编辑：李 丹 责任校对：张永霞 责任出版：张志平

出 版 者　科学技术文献出版社
地　　址　北京市复兴路15号　邮编 100038
编 务 部　（010）58882938，58882087（传真）
发 行 部　（010）58882868，58882870（传真）
邮 购 部　（010）58882873
官方网址　www.stdp.com.cn
发 行 者　科学技术文献出版社发行　全国各地新华书店经销
印 刷 者　北京虎彩文化传播有限公司
版　　次　2022 年 3 月第 1 版　2022 年 3 月第 1 次印刷
开　　本　787×1092　1/16
字　　数　146千
印　　张　13.5
书　　号　ISBN 978-7-5189-8771-9
定　　价　88.00元

编委会

主　编　祁佐良　　靳小雷

副主编　宋国栋　　都　乐

编　委（按姓氏笔画排序）

杜　宏　杨　帆　余泮熹　张　栋

周　经　赵竟伊　郭小双　赖晨智

• 中国医学科学院整形外科医院作品

中国医学科学院整形外科医院颌面整形二中心简介

　　中国医学科学院整形外科医院颌面整形二中心（整形16科）成立于2014年5月，由靳小雷教授担任科室主任。科室虽成立不久，但技术力量雄厚，团队成员积极上进，是一支朝气蓬勃、充满活力的队伍。本中心以技术精湛、经验丰富的教授为骨干，注重人才梯队建设，成员构架合理，拥有2名主任医师、2名副主任医师、2名主治医师，均具有博士学位，5人有国外进修访问经验，同时还有若干博士研究生在读，接受来自全国各地的整形外科医师进修学习。

　　科室在承担大量临床医疗工作的同时，还担任基础科研、教学、学术交流等任务，获得国家自然科学基金4项、北京市自然科学基金1项、北京市科委重大项目1项、卫计委重大疾病公益性项目1项、中国医学科学院和整形外科医院科研项目的多项基金支持。近5年来，团队成员在国内外知名杂志上发表文章100余篇，其中SCI收录文章60余篇。

　　科室秉承着以颌面整形外科手术为主，创伤修复重建、面部美容及年轻化手术共同发展的原则。以颅颌面外科、修复重建及美容外科3个专业方向为侧重，完成了大量的整形美容手术，得到了广大患者好评。祁佐良教授作为中国医学科学院整形外科医院前任院长，是在国内外拥有重大学术影响力的整复外科领域的专家。他创造了吻合多神经血管蒂的腹内斜肌瓣游离移植动力性修复陈旧性面瘫的手术方法，并在颅面畸形治疗及三维模拟技术的应用方面作出了重要贡献。科室主任靳小雷教授专业技术全面，主要从事面部轮廓塑造、正颌外科、先天性颅面畸形、颅颌面创伤手术，擅长应用显微外科方法进行复杂颅颌面及面颈部软组织缺损修复重建，尤其在股前外侧皮瓣修复半侧颜面萎缩、面部凹陷性缺损、颅骨缺损等方面，积累了数百例成功的临床整形修复经验；同时擅长眼鼻整形、面部年轻化、体形雕塑等各类美容手术。

目前科室临床侧重采用颅颌面外科及显微外科技术相结合进行各种原因导致的复杂及难治性的颅颌面及颌面部组织缺损和畸形的修复重建，其技术难度及手术成功率已经达到国内领先水平。同时在面部轮廓整形方面积累了大量临床病例，能够结合娴熟的颅颌面整形技术及美学原理进行面部骨骼及软组织的综合美容，获得了广大患者的好评与肯定。

主编简介

祁佐良　中国医学科学院整形外科医院前任院长，颌面整形二中心主任医师，教授，博士研究生导师，享受国务院政府津贴特聘教授。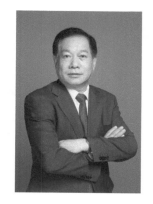

祁佐良教授是国内外整复外科领域具有重大学术影响力的专家，其创造的吻合多神经血管蒂的腹内斜肌瓣游离移植动力性修复陈旧性面瘫的手术方法，在全国 5 所大型三级甲等医院推广应用。经过 20 年的探索，术式不断成熟，进一步提高了治疗效果。在国家自然基金等多项基金支持下，对周围神经损伤后的再生机制方面做了多项实验研究，在 SCI 收录的杂志上发表了重要的学术论文。

在颅颌面创伤及继发畸形的治疗方面临床经验丰富，对于颅颌面骨折的治疗主张早期复位固定，可恢复正常的骨性支架结构，防止器官移位引起功能障碍和面部畸形。在国内早期建立了颅颌面外科实验室，开展了模型外科、三维模拟技术的应用和三维打印、定制性人工骨材料修复颅颌骨缺损、正颌外科等工作，提高了手术治疗的准确性，把数字医学理念应用于颅颌面外科，并且不断推广。2014 年于中国医学科学院整形外科医院建立了技术设备先进且具有一定规模的数字化中心，与拥有国际先进技术的软件公司建立了颅颌面外科实验平台。在颅缝早闭畸形、

Crouzon 综合征、半侧颜面短小症等手术中，应用骨牵引技术取得了良好的治疗效果。

于 1988 年开展颗粒状脂肪组织游离移植的动物实验和临床研究，应用脂肪注射做了大量的手术来矫正半侧颜面短小症、半侧颜面萎缩症等面部不对称畸形，并且探索提高脂肪移植成活率的技巧和方法，发明脂肪颗粒纯化的材料获得国家专利，针对脂肪来源干细胞的生物学特性、分化诱导等方面进行实验室的研究工作，在国内外发表文章 10 余篇。

主编出版高级卫生专业技术资格考试指导用书《整形外科学高级教程》、国家卫生与计划生育委员会住院医师规范化培训教材《外科学—整形外科分册》等，作为主编、副主编、编委和作者出版著作 19 部。在国内外专业杂志上发表学术论文 70 余篇，SCI 收录论文 30 余篇。完成国家自然科学基金课题 2 项，目前承担国家教育部教育专项基金、首都特色重点研究项目、北京市自然科学基金项目、北京协和医学院创新工程项目，参与国家临床重点专科项目及 2014 年国家行业基金项目分课题等科研项目。培养博士研究生 21 名、硕士研究生 8 名。

担任中华医学会整形外科学分会、中国康复医学会修复重建外科专业委员会主要领导 10 余年，在学会管理、制度化建设、成立专业学组、支援西部建设、举办全国学术大会等方面取得一定成就，打造了全国整形外科专业团结奋进、不断进取的学术核心。

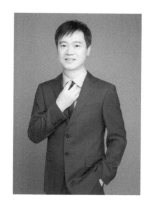

靳小雷　中国医学科学院整形外科医院主任医师，教授，博士研究生导师，现任颌面整形二中心科室主任。

目前在中华医学会整形外科学分会、中国中西医结合学会医学美容专业委员会、中国修复重建外科学会颅颌面外科学组、中国研究型医院学会创面防治与损伤组织修复专业委员会、中国医师协会美容与整形医师分会、中国整形美容协会等多个学会任职。现任《中华整形外科杂志》《中华医学美学美容杂志》编委，北京市自然科学基金评审专家。

从事整形外科工作 26 年，主刀完成各种常规和疑难复杂整形美容外科手术将近 2 万台，近 10 年来每年完成各种手术 1000 余台，整体手术效果满意率高，手术效果深受广大患者认可，整形外科技术深受国内外同行认同，并多次在国内外学术会议上进行手术直播演示。靳教授是国内为数不多的软组织和颅颌面部骨骼手术均擅长的技术全面的整形外科教授之一。多年来，临床研究方向主要包括 3 个方面：①颅颌面外科，包括颅颌面先天畸形（颅缝早闭、面裂等），正颌外科，面部轮廓整形，颅颌面创伤等。为助力地方医院的颅颌面外科技术水平，2018 年曾二赴中南大学湘雅三医院整形外科为 3 名重度眶距增宽症患者完成了颅内－颅外联合径路"盒状"截骨和鼻畸形整形术，这是颅颌面外科领域最复杂、难度最高的手术之一，填补了该区域从未开展此类手术的空白。②修复重建外科，主要包括采用显微外科技术进行多种游离皮瓣转移修复颅面部多种复杂性缺损，尤其擅长股前外侧皮瓣转移修复半侧颜面萎缩，完成病例数居国内领先水平。国际上首次采用开窗的双蒂腹壁下动脉穿支皮瓣（deep inferiorepigastric perforator, DIEP）

笔记

修复严重瘢痕挛缩形成的小口畸形。善于利用游离皮瓣修复颅内病灶切除后遗留的软组织缺损。③美容外科，包括眼整形、鼻整形、面部年轻化等面部整形和体型雕塑，尤其是眼整形方面，积累上万例病例，在国内具有较高的知名度与学术造诣。在整形外科基础研究方面，靳小雷教授团队近年来的研究主要集中于颅缝早闭的机制研究、钙磷陶瓷诱导颅颌面成骨的机制研究、脱细胞瘢痕基质修复创面的实验研究等方面，目前在各个研究方向均取得了一定的成果。

在临床和科研方面，靳教授自工作以来以第一作者或通讯作者发表各种形式专业论文共103篇，其中SCI收录论文63篇（主要集中于 *Plastic and Reconstructive Surgery*, *Archives of Plastic Surgery*, *Journal of plastic*、*reconstructive & aesthetic surgery*, *Microsurgery*, *Journal of Cranio-Maxillofacial Surgery*, *Journal of Cranifacial Surgery* 等国际整形外科著名期刊）；中文核心期刊论文40篇。参加编著专业书籍5部，译著1部，主审专业书籍2部。申请实用新型专利10项。承担省部级科研基金2项、医学科学院院所科研基金3项、院所科研基金5项，参与各种国家级和省部级科研基金4项。

作为博士研究生导师，靳教授共培养博士研究生与硕士研究生14名。作为导师组成员，共参与培养博士研究生与硕士研究生共40余名。目前每年承担北京协和医学院研究生院《现代整形外科学》博士课程教学任务。在多年的临床教学工作中，带教住院医师、进修医师近200人，言传身教，为国家培养了大量的整形外科医学人才。2021年，靳教授获得北京协和医学院"优秀教师"光荣称号。

自工作以来，靳教授多次获得整形外科医院年度"先进工作者"；参加第十一届中华整形外科学会全国会议，获得"衡力"杯中青年论文评比一等奖；2017年，荣耀医者公益评选当选"专科精英奖"；获得2018年度第二届国家名医盛典"国之名医·优秀风范"奖；2019年，获得北京市石景山区优秀青年医师风范奖。

目　录

笔记

第一章
面部轮廓整形美容外科手术
相关应用解剖

【面部轮廓的支架——骨骼】

上颌骨、下颌骨和颧骨为颌面部 3 个主要的骨骼支架，在面部轮廓整形手术中，针对这 3 块骨骼的颌面部手术对面部轮廓的影响很大，效果明显。本节将分别介绍这 3 块骨骼及其相关的解剖结构（图 1-1、图 1-2）。

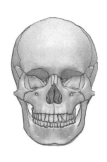

图 1-1 面部轮廓正面观

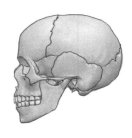

图 1-2 面部轮廓侧面观

笔记

1

1. 上颌骨的解剖标志

上颌骨构成颜面中部的支架，左右各一，互相对称，由一体、四突和四面组成。

一体：上颌体。

四突：额突、颧突、牙槽突、腭突。额突（frontal process）：与额骨、鼻骨和泪骨连接。颧突（zygomatic process）：伸向外上方与颧骨连接。腭突（palatine process）：两侧腭突在正中线相连，形成腭正中缝，参与构成口腔顶及鼻腔底。骨性标志：切牙孔（incisive canal）：位于上颌中切牙腭侧、腭正中缝与两侧尖牙的连线交点上。牙槽突（alveolar process）：为上颌骨包围牙根周围的突起部分，厚而质松，其前部较薄，后部较厚。骨性标志：牙槽窝，牙槽突容纳牙根的窝；牙槽嵴，牙槽窝的游离缘；腭大孔，由上颌骨牙槽突与腭骨水平部共同围成，位于上颌第三磨牙腭侧牙槽嵴顶至腭中线的中点（图 1-3）。

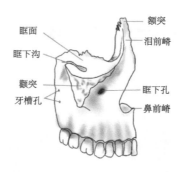

图 1-3　四突形态

四面：前面、后面、上面、内面。前面：眶下孔、尖牙窝。后面：颧牙槽嵴（前后面交界标志）、牙槽孔、上颌结节。上面：眶下沟 –

眶下管－眶下孔，其中有上颌神经分支走行，并于眶下管内发出上牙槽前神经、血管和上牙槽中神经、血管。内面：上颌窦裂孔（上颌窦与鼻腔通道）、翼腭管（走行腭降动脉及腭神经）。

2. 上颌骨的支柱结构

上颌骨与咀嚼功能关系密切，在承受咀嚼压力的部位，骨质比较厚，形成三对支柱，均下起上颌骨牙槽突，上达颅底。

尖牙支柱（鼻额支柱）：主要传导尖牙区的咀嚼压力。颧突支柱：主要传导第一磨牙区的咀嚼压力。翼突支柱：主要传导磨牙区的咀嚼压力。

3. 颧骨、颧弓

颧骨：颧骨是面中部的重要骨性支撑，为上颌骨和脑颅骨之间的桥梁，参与颅底、眶外侧壁、颧弓、颞窝、颞下窝的构成，是人体面形轮廓的重要构成部分。

颧弓：由颧骨的颞突向后接颞骨的颧突形成。颧骨、颧弓是面中部最宽处的两个骨性结构，该结构位于面中部的前面及侧面，前端起于眶下缘，后端止于外耳道开口的前方。后端部分参与了颞颌关节的组成。其功能主要是从侧面保护面部肌肉和颅脑重要器官，并且支持面部的外形，不同种族、性别的颧骨、颧弓有明显的外形结构特色。

解剖标志：颧骨体部有坚硬的三面，包括：上内－眶面：参与构成眶的外下壁；前外－颊面：朝向前外，隆突；后内－颞面：凹向后内，参与颞下窝前外侧壁的构成（图1-4）。

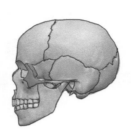

图 1-4 颧骨体部形态

颧面孔位于颧骨体中上部，眼眶外下方，有颧面神经和血管穿出，神经到达位于颧骨表面的皮肤，属感觉神经，为三叉神经的一个分支，负责颧骨表面皮肤的感觉。颧骨截骨手术剥离过程中常难以避免地伤及此神经血管束，但由于面部感觉神经发达，常互有交通，因此颧面神经的损伤往往不会造成该区域皮肤感觉的丧失。

颧骨颧弓骨块内侧有颞肌及咬肌通过，当行颧骨内推时，骨块过度内移会压迫肌肉、阻碍冠突运动，导致张口疼痛及开口受限（图 1-5）。

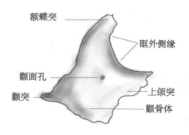

图 1-5 颧骨解剖

颧骨的突起：向上 - 额蝶突：连接额骨颧突和蝶骨大翼；向下内 - 上颌突：连接上颌骨颧突、颧颌缝（移位易致眶下神经损伤）；向后 - 颞突：连接颞骨颧突，形成颧弓，其连接处有颧颞缝。

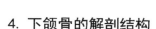
4. 下颌骨的解剖结构

外形：下颌骨是颌面骨中最坚实且唯一能活动的骨，可分为下颌体（水平部）、下颌支（垂直部），下颌体与下颌支交接处为下颌角（图1-6）。

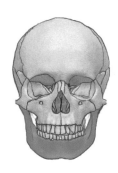

图1-6　下颌骨形态

（1）下颌体

呈弓形，具有外、内两面及牙槽突和下缘。外面的骨性标志：正中联合（central union）：正中有骨嵴，称正中联合，天然骨质疏松区，下颌骨薄弱部位之一。颏结节（mental protuberance）：在正中联合两旁近下颌骨下缘处，左右各有一隆起，称颏结节。外斜线（oblique line）（降下唇肌、降口角肌）：从颏结节经颏孔之下延向后上与下颌支前缘相连的骨嵴，称外斜线或外斜嵴，有降下唇肌和降口角肌附着。颏孔（mental foramen）（颏神经、血管）：在外斜线上方，下颌第二前磨牙的下方或第一、第二前磨牙之间的下方，下颌骨上、下缘之间的稍上方有颏孔，内有颏神经、血管通过。内面的骨性标志：颏棘（颏舌肌、颏舌骨肌）：近中线处有上、下两对突起，称上颏棘和下颏棘。内斜线（下颌舌骨肌）：自下颏棘下方斜向后上，到下颌支前缘与外斜线相应

笔记

的骨嵴，称内斜线或内斜嵴，因下颌舌骨肌起始于此，故又称下颌舌骨线，该线后端有翼下颌韧带附着。舌下腺窝和二腹肌窝：在中线两侧下颌骨下缘，有不明显的卵圆形陷窝，称二腹肌窝，为二腹肌前腹的起点；内斜线将下颌体内面分为上、下两部分，颏棘两侧，内斜线上方有舌下腺窝与舌下腺相邻；内斜线下方，中线两侧近下颌骨下缘处有颌下腺窝。

行下颌骨截骨操作时，应注意下颌骨的厚度及硬度，下颌前牙唇侧牙槽窝骨板比舌侧薄，双尖牙区颊舌侧骨板厚度相近，磨牙区颊侧骨板厚于舌侧，下颌体下缘又称下颌底，外形圆钝，较上缘稍长，为下颌骨骨质最致密处。

（2）下颌支

喙突（coronoid process）：颞肌及咬肌深层附着点。髁突（condylar process）：分为髁头和髁颈两部分，髁头上为关节面，与颞下颌关节盘相连。喙突与髁突之间为下颌切迹，又称乙状切迹（mandibular notch）。内面：下颌孔：在中央稍偏后上方处有下颌孔，该孔呈漏斗形，其开口朝后上方，男性下颌孔位置相当于下颌磨牙𬌗平面，女性及儿童位置较低，下颌孔周围关系复杂。下颌小舌：在下颌孔前方有锐薄的小骨片，有蝶下颌韧带附着。下颌神经沟：在下颌孔的后上方，下牙槽神经、血管通过此沟进入下颌孔，下颌神经沟位置相当于下颌磨牙𬌗平面上方约 1 cm。下牙槽神经口内阻滞麻醉时，应在下颌孔上方约 1 cm 处注入麻药，以麻醉下牙槽神经。下颌隆突：在下颌孔的前上方，为由喙突向下后及髁突向前下汇合成的骨嵴，此处由前到后有颊神经、舌神经、下牙槽神经越过，故在此处注射麻醉剂，可同时麻醉此三条神经。下颌舌骨沟：下颌孔的下方有一向下前的沟，该沟沿下颌舌骨线下方向前伸延，沟内有下颌舌骨肌神经、血管经过。翼肌粗隆：位于下颌孔的后下方，下颌角附近，有翼内肌附着。外面：咬肌粗隆：位于下部粗糙处，有咬肌附着。下颌角：在下颌支后缘与下颌体下缘相接处，有茎突下颌韧带附着（上端附着于茎突，下端附着于下颌角和下颌支后缘）。下颌管：贯穿于下颌支及下颌体的骨质中，前方开口于颏孔，后方与下颌孔相通，其内有下牙槽神经、血管穿行。牙力轨道：在下颌牙槽窝底部周围，骨松质包绕该处并形成轨道，斜向后上，通过下颌支到达髁突（图1-7）。

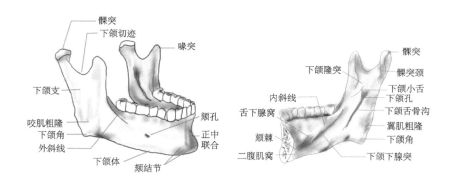

图 1-7 下颌支解剖

（3）血管及神经（下颌管内）

血液供应：下牙槽动脉（主要），出颏孔为颏动脉，与面动脉的分支相吻合。神经支配：下牙槽神经。

【面部轮廓手术重要解剖结构】

1. 面神经

面神经为第七对脑神经，属混合神经，其中运动神经主要支配面部表情肌，在轮廓手术中要尤其注意。面神经在茎乳孔出颅后，其主干交织组成腮腺丛，走行于腮腺深浅叶之间，至腮腺前缘呈放射状发出 5 个分支。颞支：支配额肌和眼轮匝肌等。颧支：支配眼轮匝肌和颧肌。颊支：支配颧大肌及口周围肌。下颌缘支：支配下唇方肌等。颈支：支配颈阔肌。

在面部轮廓手术中，耳前小切口行颧弓内推时，需仔细留意面神经颞支走行，避免损伤。颞支的走行层次：面神经颞支由腮腺上缘发出后仍由腮腺咬肌筋膜包绕，于颧弓下穿出筋膜浅出，行于颧弓表面，仅以薄层结缔组织与骨膜相隔，向上行于颞区，位于颞浅筋膜及颞深筋膜浅层之间，再向前上方行走达到眼轮匝肌上部和额肌外侧缘，进入肌肉的深层，其可按直线走行或屈曲而行。有文献表明，面神经的颞支可分为 1 ~ 4 支跨越颧弓，其跨越颧弓的第一支于关节结节前方穿出，在颧弓上缘处，距关节结节为 8 mm 左右，其位置变动在颧弓全长五等份中第四、第五等份的交界处附近，其余分支位置变化较大，但几乎均不会跨越颧弓中点。

2. 下牙槽神经及颏神经

下牙槽神经自颏孔出来称为颏神经，颏孔多数位于第二前磨牙根尖之下，有的时候位于第一、第二前磨牙根尖下之间或第一前磨牙根尖下。

下牙槽神经在下颌骨内走行时，会在颏孔前下方骨质内形成一个袢（图 1-8），然后再向后上穿出颏孔，轮廓手术截骨时常应避开颏孔下方至少 5 mm，以免伤及下牙槽神经血管。颏孔的垂直位置常位于下颌体的中部，其距牙槽嵴及下颌缘距离相近，但在部分牙槽骨萎缩的患者中其位置会明显上移，剥离时应予以注意，避免伤及。

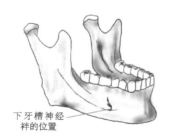

下牙槽神经
袢的位置

图 1-8　下牙槽神经袢

3. 血运

上下颌骨的血运：上下颌骨的血运主要由颈外动脉的分支提供，其中上颌动脉供应上下颌骨的大部分血液。上下颌骨既有来自骨髓内的离心性血供，也有周围软组织内的广泛血管网提供的向心性血供。面部轮廓手术截断了来自骨髓内的离心性血供，导致向心性血供代偿性供血，因此在轮廓手术剥离过程中，应在充分暴露术区的同时，注意尽可能保留周围软组织，勿过度剥离，损失血运。

相关面部血运：面动脉起源于颈外动脉，越过下颌骨下缘时，有面前静脉伴行，其关系是动脉在前，静脉在后。面动脉越过下颌骨下缘后即向前行内至鼻旁，并上升至内眦部，易名为内眦动脉，与鼻背及滑车上动脉吻合。其沿途经过颈阔肌、笑肌、颧肌、上唇方肌和眼轮匝肌的深面。在对下颌骨下缘进行剥离及截骨操作时注意保护软组织，避免损伤面神经及血管。颞浅动脉亦为颈外动脉的终末支之一，上行穿出腮腺上端，行于皮下，越过颧弓根到达颞部，于浅筋膜内沿耳屏上升，在颧弓以上分为颞支和顶支。面横动脉发自颞浅动脉的起始部，向前越过咬肌的浅面而横过于面部，因而命名为面横动脉，其行程位于颧弓的下方、腮腺

笔记

9

管的上方。颞中动脉起于耳屏之前上平面，向前上行，并穿入筋膜的深面达颞肌，并与颞深动脉吻合。颞眶动脉在颧弓上方发出，沿其上缘，经过颞筋膜深浅二层之间至眶外侧，分布于眼轮匝肌，并与眼动脉和泪腺动脉吻合。

4. 咬肌

咬肌是咬合动作的主要执行肌肉，其与颊肌、颞肌、翼内肌、翼外肌、口轮匝肌等一起发挥协同作用，完成咀嚼动作。

咬肌在临床解剖中可分为深浅两层，浅部纤维起自颧弓前2/3，深部纤维起于颧弓后 1/3 及其内面，为强厚的方形肌肉，纤维向下后方覆盖于下颌支外面，止于下颌支外面及咬肌粗隆，是影响面部中下二分之一外观的重要因素（图 1-9）。

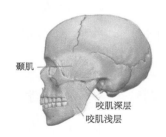

颞肌

咬肌深层
咬肌浅层

图 1-9 咬肌解剖

去除咬肌时应去除咬肌的内侧，避免伤及面神经的下颌缘支。咬肌浅面包括皮肤、颈阔肌、笑肌、颧大肌、腮腺及其导管、面神经分支和颞浅血管面横支。咬肌深面包括颞肌及下颌支，前缘有颊脂垫与颊肌和下颌神经相隔，并有面静脉横跨，后面则有腮腺与之交错重叠。

5. 颊脂垫

颊脂垫为颊部脂肪组织突起形成的三角形颊脂肪体，其功能主要包括填充、滑动、保护和缓冲等。

颊脂垫分为前、中、后三叶，后叶向周围间隙发出颊突、翼突、翼腭突和颞突，每叶有独立的包膜，由颊脂肪垫上颌骨韧带、颧骨后韧带、眶下裂内侧缘韧带、眶下裂外侧缘韧带、颞肌腱韧带和颊肌韧带固定在周围组织结构上。

前叶有腮腺导管、颊神经和面神经走行，主要起保护和润滑作用；成人后中叶退化；后叶毗邻咬肌和颊肌，作用不大（图1-10）。轮廓手术主要针对后叶的颊突部分。

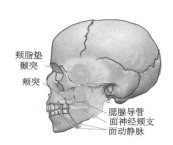

图 1-10 颊脂垫解剖

6. 腮腺

腮腺是三大唾液腺中最大的一对，位于外耳道的前下方，上平颧弓，下至下颌角，浅部覆盖于下颌支和咬肌后份的浅面，呈三角形；深部位于下颌支深面，呈锥体状突向咽侧壁。

腮腺导管：长 3.5 ～ 5.0 cm，由腮腺前缘发出，距颧弓下缘约 1 cm 处横行向前，经咬肌浅面至该肌的前缘，继而转向内方，穿过颊脂体及颊肌，开口于颊黏膜上的腮腺管乳头，此处适对上颌第二磨牙。在行口内切口时应注意保护。

第二章
面部轮廓相关美学

【面部美学的概念】

"爱美之心，人皆有之"，那么什么是美的面容呢？面部轮廓美实际上是一种主观抽象的感觉，协调或和谐是其重要特征，我国人群更喜欢圆润内收的面部轮廓。但同时面部美又是客观存在的一种美，通过对正常或美貌人群面部结构比例的测量，确立正常值或标准范围，可以使抽象概念变为具体的能指导临床的美学比例。总结来说，面部美主要表现为 3 个方面，即面部软硬组织及各结构间的比例协调、分布匀称，以及各器官的和谐统一。

1. 比例协调

自古以来便有不少面部美学比例关系的研究。我国古代画论《写真古诀》记载，面部"三庭五眼"的比例关系为面部最佳比例。

笔记

"三庭"即从发际到眉间、眉间到鼻下、鼻下到颏下之间的 3 段距离，这 3 段距离相等时被认为是最美的。"五眼"即面宽在水平方向上被双眼的内、外眦点分为 5 段，这 5 段距离相等时比例最佳，也就是说最佳面宽约等于眼裂宽度的 5 倍。"三庭五眼"的概念一直沿用至今，当然随着时间的推移，目前的测量评价手段也更为数字化和个性化。与"三庭五眼"的概念稍有不同，西方古代艺术家认为最和谐的面部比例是发际到眉间、眉间到鼻下、鼻下到颏下三等分；眼裂宽度约等于内眦间距，外眦至面侧约等于眼裂宽度的一半。此外，他们还提出了一些其他的最佳比例，如口裂宽度约等于鼻翼间距的 1.5 倍；口裂、颏唇沟平分鼻下至颏下的面下 1/3 垂直距离等。

之后还有很多关于面部最佳比例的研究，认为不同性别和种族间的最佳比例应该是存在差异的。其中比较典型的一个研究是关于面部长与宽的最佳比例的，长宽比在一定程度上能代表一个人的脸型。很多不同国家和地区的学者（包括北美洲、印度、土耳其等）都认为美的面容在垂直和水平方向上的比例关系符合神奇的黄金分割比例，即 1.618 : 1。当然这个比例不是绝对的，部分日本学者支持面部黄金比例的观点，但有些日本学者因受日本文化熏陶认为 $\sqrt{2}$: 1（即 1.414 : 1）是最佳的比例，这可能也跟亚洲人群更喜欢卵圆形的脸型有关。

我国美貌人群的颅面结构特征研究也有很多，主要方法为测量正常美貌人群的头颅正侧位 X 线头影，结果发现美貌人群的颅面结构无论是骨性线距比还是软组织线距比均呈现一定的比例关系。其中比较典型的是以左右颧突间距为代表的面中部宽度、左右下颌角间距为代表的面下宽度，二者之比约为 1.3 ：1。面高、面宽之比也存在明显的正相关关系及线性回归关系，约为 1.61 ：1。但是这个比例并不是绝对的，也有不同研究认为面上部宽度（即双颞间宽度）、面中部宽度（双颧点之间宽度）和面下部宽度（双下颌点之间宽度）比约为 0.8 ：1 ：0.75，但面中部宽度与面下部宽度的比例大致接近 4 ：3。

2. 结构对称

对称是面容美的重要标志之一，其美学意义上的重要性仅次于协调。面部不对称是患者行轮廓手术的一大原因，而恢复其对称性就成为矫治这类不足的关键所在。因此对于对称性与非对称性的评价也就成为多年来人们关注的课题。但是对称只是一个相对的概念，大量研究证明绝对对称的颜面结构并不存在，即使是美貌人群，也会存在微小的不对称，而这种轻微的不对称不仅在人们的视觉上难以察觉，而且可以使颜面形态更具生动性。因此生理性不对称是一种正常现象，但生理性不对称也有一个范围。日本学者加藤提出的非对称率参数可以帮助确定生理性不对称范围，非对称率的计算公式如下：非对称率 $Q=（G–K）/G×100\%$（其中 G 为左右颜面结构标志点或兰格氏线距中线的较大值，K 为较小值。1– 非对称率 = 对称度，1– 对称度 = 非对称率）。我国学者研究表明我国人群中面部轮廓及五官结构间的非对称率一般在 10% 以内，也就是说对称度都达 90% 以上，因此 10% 非对称率可作为判断的临界指标。当然非对称率并不是一个完美的指标，它的波动大小与测量值关系极大。如同样左右 1 mm 的测量差值，若测量值为 20 mm，非对称率就仅为 5%，而测量值为 10 mm 其非对称率就达 10%。因此除了非对称率的判断，临床上还可结合其他测量指标综合判断。事实上 2 ～ 3 mm 的误差常常视觉是难以分辨的。部分研究结果表明，颜面结构自上而下非对称率有明显增大的趋势，特别是下颌部位非对称率最大，这可能是下颌骨受其附着的强大咀嚼肌群的影响所致。

3. 关系和谐

以面下 1/3 为例，面下 1/3 部位最主要的美学特征就是鼻、唇、颏 3 个重要结构间相互关系的和谐。部分患者也就是因三者之间不协调而造成面容不佳，如上下颌前突或后缩、颏后缩等。评价鼻唇颏关系美学标准的方法有很多，最为经典的是 Ricketts 提出的审美平面（esthetic plane）的概念，即在侧位连接鼻尖点与软组织颏前点形成的一条直线，唇与连线之间的关系可作为面部美学的评价标准之一。研究结果显示，中国人协调的鼻、唇、颏关系应为双唇稍位于审美平面之后，上唇突点约距审美平面 2 mm，下唇突点约距审美平面 1 mm，并有深度适当的颏唇沟及比直角稍大的鼻唇角。Holdaway 提出的 H 线的概念与审美平面类似，只是使用上唇与颏前点的连线作为评价平面。Z 角的概念是由 Merrifield 提出的，也是用来评价鼻、唇、颏三者之间关系的，为连接颏前点与上下唇最前突点的直线与法兰克福平面形成的夹角。除这些外，还有 S 平面、鼻唇角、颏突度等其他测量指标，都是为了确定最和谐的三者关系。研究结果表明，美的颏突度应为颏前点位于过鼻根点与法兰克福平面的垂线及过鼻下点与法兰克福平面的垂线之间，男性更靠近过鼻根点的垂线，而女性则更靠近鼻下点的垂线。其他研究还认为美貌人群的鼻、唇、颏突度之间存在正相关关系，即鼻突度增大，唇、颏突度也相应增大，反之亦然。

每个人都希望自己拥有一张英俊或美丽的面容，但事实上，在人群中称得上美丽的容貌毕竟占少数，绝大多数人面容正常，是大众社会可接受的容貌。整形外科的美容要求是改变异常或畸形的面容或创造美的容貌，前者目标容易达到，而后者与个体自身基础条件有关。外科医生不可能按同一审美标准和数学比例去塑造每一个人的面容或创造出一个个"电影明星"。对面容条件各不相同的每一名患者而言，改善原本的容貌要切合实际，过高要求的治疗效果是不可预期的，因此，医生与患者双方都应该有清醒的认知。

【面部审美】

1. 创造美需要正确的审美

轮廓外科手术的主要目的之一是改善面部轮廓、创造美的容貌。面部轮廓异常的患者往往颜面结构和对称性不佳，改变容貌常常是患者求医的首要目的。轮廓外科的确可以通过手术的方式调整面部骨骼的结构关系，从而使容貌发生较大改变。现代颌面外科技术还可以利用数字化模拟技术雕刻、切割出美的面部轮廓，而且大部分手术都可以通过口腔内入路进行，皮肤几乎不遗留任何痕迹。

既然颌面外科的治疗目的之一是改变患者畸形的容貌并为患

者创造美丽的容貌，那么从事颌面外科的医生就必须具有容貌美学方面的知识和修养，熟悉每一类面部轮廓不佳的表现，和对容貌美学破坏的性质，掌握一系列现代颌面外科手术技术，以自己掌握的医学知识和手术技巧，为患者创造更美的容貌。虽然美是客观存在的，但是每个人的审美标准各不相同，因此研究具有不同种族、不同文化、不同性别群体的容貌审美观，以及每名患者个性化的审美诉求、审美心理对做好面部轮廓手术是极其必要的。

2. 面部审美的差异性与客观性

人的审美因受到种族、文化背景、情感、受教育程度、所处环境等诸多因素的影响会有所不同，不同种族的审美存在一定的差异。以审美平面为例，上下唇和颏唇沟与审美平面的距离在不同人种间有显著差异，高加索人的颏突度相对较大，下唇位置相对靠后，而亚太人则显示出相对小的颏突度。在头正侧位将额点与颏前点相连，观察鼻下点与此线的关系，可以将面型大致分为4种：①直面型，鼻下点恰位于此线之上；②凹面型，鼻下点落于此线之后；③微凸型，鼻下点位于此线稍前方；④凸面型，鼻下点位于此线前方，且距离较大。4种面型中高加索人直面型较多，少量为凹面型，而亚洲人则以微凸面型居多，黑色人种则多为凸面型，这种差异也使各种族间的审美观存在一定的差异。西方人更喜欢轮廓分明的面容，包括突出的颧骨和明显的下颌角，认为这样的轮廓更加立体，而东方人则更喜欢柔美的面容，认为内收的颧骨和下颌角会显得更加女性化。因此整形外科治疗必须注意到人种差异导致的微妙容貌结构变化，从而创造出具有一定种族

笔记

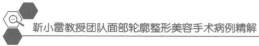
特征的容貌美。

不同性别人群面部特征不一致，导致不同性别间审美的差异。研究表明：①男性颅面结构在水平和垂直两个方向上的发育均大于女性。②男性颏部位置较女性靠前，颏唇沟较深，面型相对较平直，而女性较凸。③颧部突度女性大于男性。④下颌宽度男性大于女性。⑤男性的非对称率明显大于女性。医生在进行面部轮廓手术设计时一定要注意到这种不同性别间的差异，防止人为的男子女性化或女子男性化。

每个个体之间的审美也是有差异的，整形外科医生面对的一个个具体患者及其家属之间，都存在容貌审美的差异，每位医生也不可能有完全一致的容貌审美观，因此医生在术前必须详细了解和分析患者及其家属的审美诉求，并结合自己的审美观加以判断。如患者对自己容貌的判断是否正确？是否要求过高，难以达到？从而与患者及其家属进行深入细致的讨论，达成基本的共识。不能以医生的个人审美观代替患者及其家属的审美观，这是现代整形外科对医生提出的更高的个体化要求。因此在可能的条件下，医生应仔细听取并采纳患者的个体化审美诉求，为患者创造具有自身个体特征的容貌美。

既然每个人的审美存在差异，那么人类有没有共同的审美标准呢？社会学家进行过一项研究，选择大量不同种族、不同国籍的女性照片，让不同国籍、各个年龄段的志愿者选择，最后选出的美的照片基本一致，还有许多类似的研究都反映出公众的容貌审美具有基本一致性，这就是容貌审美的客观性，反映了人们对容貌美的客观存在及其规律的认识和承认。这就要求整形外科医

笔记

生要研究公众的容貌审美观，研究容貌美学的规律，并使自己的容貌审美观符合大众的容貌审美观，同时了解符合大众容貌审美观的结构特征，以便为患者创造符合公众审美的容貌美。

【面部轮廓美学的评价标准】

1. 面部美学医学检查

（1）整形外科专科查体

在进行面部外形检查时，应该让患者放松地站立或端坐在椅子上，头部保持自然位，眼睛平视前方的一个目标。①正面观：首先检查面高比例，正常人面部应有均衡的三等份，即发际点至眉间点、眉间点至鼻下点、鼻下点至颏下点三部分长度基本相等。面中 1/3 的重点是检查两侧颧骨的宽度、突度对称与否，以及与面部其他结构的协调性。面下 1/3 应重点检查牙𬌗关系、鼻唇角、双侧下颌角，以及颏部突度等。上唇与上切牙的位置关系也是决定上颌骨垂直方向上移动时的一个重要标志，正常情况下，上唇应在上中切牙切缘上 2 mm 左右。其次是面部的对称性检查，连接眉间点、鼻尖点及颏中点的一条线为面部正中线。比较两侧颜面结构的对称性。正常情况下，左右颧突和下颌角应对称，颏部中点应位于中线上。②侧面观：主要观察颜面结构前后方向和垂直方向的位置及比例关系。在侧面观察时应分别就头颅、上颌骨、下颌骨之间的位置关系，鼻、唇、颏 3 个主要结构的相互关系进行分析研究。面中 1/3 检查应重点关注颧部的突度、鼻唇的位置关系等，一般鼻唇角的角度为 90° ～ 110°。面下 1/3 检查应重点关注上唇、下唇、颏部、下颌角之间的位置关系，包括审美平面、

笔记

颏突度、下颌角开张度、下颌角外翻程度等。正常人下颌角开张度为120°～125°，下颌角肥大经常伴随着下颌角外翻，下颌角根据其位置也可分为内收型、正常型和外翻型3种。③牙𬌗检查：术后有正常的咀嚼功能是轮廓外科的基本，术前应仔细检查牙𬌗情况。检查包括牙列是否排列整齐，咬𬌗及对位关系是否正常，有无代偿性唇倾或舌倾，是否需要术前或术后正畸治疗，下颌阻生齿是否需要术前或术中治疗等。④颞下颌关节检查：包括开口度、开口型，关节有无疼痛、弹响及其他杂音等检查。

（2）X线检查及头影测量分析

正颌外科患者常规应拍摄头颅正、侧位X线片，CT，曲面断层片及颞下颌关节片。X线头影测量分析，包括侧位、正位及曲面断层片的测量分析是术前设计时不可缺少的。

（3）模型及模型外科

部分轮廓手术要建立满意咬𬌗关系，可通过术前咬牙模进行分析，还可以在术前进行模型切割拼接，即进行模型外科，从而为手术矫治提供一系列更为准确的参数，此外还可以制作中间导板、终末导板等为手术操作提供依据。

（4）数字化技术

通过计算机重建技术进行的咬𬌗关系或颅骨模型重建，是目前进行术前设计、判断术后效果的最先进办法，可以达到计算机模拟手术的效果。

2. 面部美学测量

美是客观物质所具有的特性，这种特性反过来就可作为其美的判定标准。迄今为止，尚没有一套参数可以完美地作为测量面部美的参照。但美丽的面容却有其基本特征，这些特征可以作为整形外科医师的基本参照。传统方法是用仪器在人体上进行测量，常用的传统测量仪器有直脚规、卷尺、量角器等，目前可以通过计算机软件重建后进行测量，更为精确和省力。值得注意的是，软组织和硬组织测量出来的数值及比例是不同的，软组织测量的数值较硬组织稍大，但两者之间的变化趋势是类似的，由于轮廓手术以截骨居多，下文主要描述的是硬组织测量。

（1）轮廓手术中头面部主要标志点

面部的水平面是眼耳平面（即法兰克福平面，也称FH平面），为两眶下点至外耳道上缘最高点构成的平面，是面部测量的基准平面。面部轮廓测量主要标志点为（图2-1）：

①眉间点（glabella）：两侧眉弓之间在正中矢状面上最向前突出的点。确定此点时，头位要保持在眼耳平面上。

②头顶点（vertex）：头的位置处于眼耳平面时，头顶部在正中矢状面上的最高点。

③额颞点（frontotemporal）：额部两侧颞嵴最向内侧的两对称点，也是正位颞部最外侧点。

④外耳道上点（tragion）：外耳道上方弧形骨质的最高点。

⑤鼻根点（nasion）：位于鼻的上部，为额鼻缝和正中矢状面的交点。

⑥颏下点（menton）：头部固定于眼耳平面时，颏部在正中矢状面上最低的一点。

⑦颏前点（pogonion）：颏部最突出处中点。

⑧眶下点（orbital）：眶下缘最低的一点。

⑨颧点（zygion）：颧弓上最向外侧突出的一点。

⑩下颌角点（gonion）：下颌角最向外、向下和向后突出的一点。

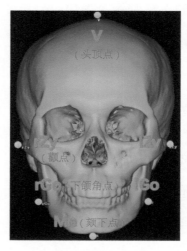

图 2-1　面部轮廓常用测量标志点

（2）头面部主要距离测量及比例计算（图2-2）

①全头高：又称全面高，即头部固定于眼耳平面时，自颏下点至头顶点之间的投影距离。我国的软组织平均值约为（207.4±1.72）mm，硬组织平均值约为（207.2±1.41）mm。

②头宽：左右额颞点之间的直线距离。我国男性头宽软组织平均值为（154.83±0.85）mm，女性头宽软组织平均值为（146.82±0.01）mm。

③面宽：左右颧点之间的直线距离。我国男性软组织面宽平均为（142.71±0.22）mm，女性软组织面宽平均为（136.39±0.22）mm，男女平均硬组织面宽约为（135.9±0.19）mm。

④两下颌角间宽：左右侧下颌角点之间的直线距离。我国男性软组织两下颌角间宽为（108.67±0.26）mm，女性软组织两下

颌角间宽为（103.76±0.27）mm，男女平均硬组织下颌角宽约为（95.3±0.17）mm。

　　⑤容貌面高：发缘点至颏下点之间的直线距离。

　　⑥形态面高：鼻根点至颏下点之间的直线距离。我国男性软组织形态面高平均为（122.16±0.40）mm，女性平均为（114.64±0.43）mm。

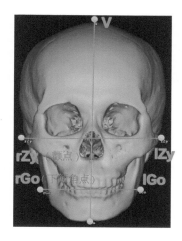

图 2-2　全面高、面宽及两下颌角间宽测量

　　还有一些其他常用测量值。上下唇到审美平面的距离：从鼻尖点到颏前点连线，理想情况下，上、下唇前点各位于其后 2 mm 和 1 mm；双侧颧骨突度：颧骨最突出点到冠状面之间的距离，平均值约为（71.5±0.22）mm。还有一些角度的测量：包括侧面角、颅耳角、鼻唇角、鼻额角、鼻面角等。距离测量完毕后可根据数值计算头面部比例，常用的有面宽比下颌角宽、全面高比面宽等。

　　（3）测量学中面容美学的特征

　　测量时面部美学存在很多特征，与轮廓相关的主要包括以下几点。

①椭圆形脸是较为美观的脸型，从测量上看，全面高与面宽的比例为 1.618 ：1 被认为是最美的，面宽与下颌角宽的比例约为 4 ：3。

②经上睑缘的水平线，可将头面部（颅顶至下颏缘）分成两等份。

③经发际、眉间、鼻小柱基底及颏下缘的水平线，可将全面高分成三等份。

④内眦角间距和左右睑裂宽度三者相等。

⑤各个中线结构与标准中线存在偏差，正常人群偏差平均小于 2 mm。

⑥鼻小柱与上唇夹角为 90°～ 110°。

⑦从鼻尖点到颏前点连线，上、下唇前点各位于其后约 2 mm 和 1 mm。

【患者心理评估】

1. 轮廓手术患者的社会心理学特征

面孔是人类自身审美的中心，这是因为人们在交流中需要相互注视，容貌及面部表情是最被重视的部位，所以面部容貌不佳比其他畸形更容易影响人的心理。Burst 于 1958 年也曾指出："人面部结构的一个重要功能就是对人的社会心理产生重要影响。"美国的一项研究表明，容貌较好者与同样条件而容貌较差者相比，工作上获得的机会，以及每个月的薪金要更多。不仅在物质层面，随着人们物质文化生活水平的提高，容貌对人们心理健康的影响将会越来越受到重视。研究表明，轮廓不佳的患者都在一定程度上伴随着轻微的心理障碍。此外，早期发表的文章认为美容手术患者中男性更可能具有更严重的精神障碍，不佳的容貌常常给他们造成了巨大的心理压力。事实上绝大部分轮廓手术的患者并不伴有明显的功能障碍，患者求治的主要动机只是改善容貌。

2. 患者的心理评估

（1）明确患者的手术动机

临床上经常遇到这样一个现象，医生认为手术做得非常成功，患者却可能对手术后结果表现出不满意，甚至对自己或医生采取极端的行动，主要原因是医生在术前不够了解患者的心理。为避免一些不必要的医疗纠纷，术前应对患者进行必要的心理学检查，而这是一个比较困难的问题，有些轮廓畸形的患者，实际上已经存在边缘性精神症状，他们过分强调轮廓畸形在生活中产生的后果，将自己生活中所有不顺心的事情都归咎于面部畸形，将极微小的缺陷看成非常重大的问题，把对自我及他人、社会的不满投射于颜面某一部位，使这一部位成为具体主诉；也有部分患者沉浸于自己认为的严重畸形中，不能维持正常生活和工作，希望通过面部轮廓整形暂时获得一种心理上的平衡，单纯矫正畸形有时会使其丧失重要的防御机制，而陷于严重心理障碍中，因此无论手术有无改善，患者都不会满意，此类患者不是适合手术的人群，应首先进行积极的心理治疗。

求治动机是患者想通过手术达到的目的，可直接决定手术的满意度，而有些患者的目的并不直接表达，是比较隐蔽的求治动机。轮廓外科患者的求治动机主要分为两类：①内在动机又称直接动机,患者希望通过手术改善容貌,这种目的可以通过手术直接达到,所以术后常常能有满意效果。②外在动机又称间接动机,患者希望在手术后达到改变别人对他的评价、态度,甚至行为的目的,以摆脱原来生活中所处的不利地位,如解除现有困境,甚至挽救恋爱、婚姻和家庭危机等。有这种求治动机的患者对手术往往期望过高,并不适合手术,因为手术只能改变患者面部轮廓而不能改变他人的评价,当术后他人态度没有改变时,患者就会对手术后的效果产生严重不满,甚至将责任推到手术医生身上。还有些患者因害怕术后各种问题而犹豫不决,对待这种患者一定要慎重,不能一味地因为有手术适应证就手术,而更要注重患者的心理问题。

（2）不宜手术患者的筛选

部分学者认为,生活中面临极大压力或发生较大生活事件的患者不应着急进行手术。还有学者认为感情濒临破裂或与患者有亲密关系的人反对手术时,不应手术。Thomson归纳以下9类患者不适宜进行面部轮廓手术:①过分要求保密者。②那些说"我不是医生,您看着办"的人不能手术。③急不可待的患者。④极大夸大畸形者。⑤极力劝说医生给予手术者。⑥期望过高、要求过分者。⑦犹豫不决者。⑧有突发生活事件者。⑨对术后可能并发症不能接受者。

（3）术前谈话

术前谈话应由医生引导谈话方向,仔细询问、倾听,细心观察和捕捉患者可能存在的心理矛盾和心理创伤,时间1小时左右为宜，情绪状态稳定、适应良好的患者需要的时间少。而情绪状态复杂、琢磨不定的患者则需要较多的时间，甚至多次会谈。内容可包括：①患者认为自己有哪些轮廓问题，与医生的客观检查是否一致。②患者感到轮廓问题的时间。一般来说患者意识到轮廓问题时间较长者，对术后有利；而患者最近才意识到轮廓问题的，常常预示冲动手术；短于9个月者常常有某种继发动机。③轮廓问题是先天性的还是后天获得性的。有先天性轮廓问题的患者因为没有正常的概念，术后原来的轮廓问题总会有所改善，所以术后容易满意；如果轮廓问题是最近出现的，患者在思想上早已有一个原来正常容貌的概念，而且常常把原来的面容理想化，希望恢复原貌，所以术后常常反馈不良。④询问既往手术反应作参考。⑤患者是否有良好的社会适应能力，是否是神经质，情绪是否稳定。⑥患者内在的或外在的求治动机。最好是不管他人如何评价，患者自身愿意手术者。⑦是否有明确要求，有明确要求者则术后反馈好。如果患者是希望医生为他手术做得越漂亮越好，则术后反馈常常不良。

3. 术前心理支持

对于谈话时发现心理问题的患者，应首先进行心理支持，心理支持包括：①反复说明手术可能达到的效果和手术本身的目的。②可以向患者展示以往类似的病例手术前后的照片。③术前应告诉患者术后可能的现象，使患者有充分的心理准备。④如果经过心理支持性措施后，患者对治疗的期望仍很不现实，则应推迟手术，从而避免术后不良反应的发生。术前充分的心理准备有助于帮助患者建立对手术的正确认识，减轻术后的焦虑、抑郁等不良反应。

目前术前筛选经常选择明尼苏达多相个性测查量表（MMPI）或症状自评量表（SCL-90）等心理评估量表，术后的效果评估经常使用 Face-Q、DAS59.FAST 等美学评价量表。患者术后满意度也是反映手术成功与否的客观指标。Kiya 于 1982 年等第一次定量地探讨了满意度的标准，患者对 3 个问题进行回答：①是否愿意向朋友推荐此种手术；②在已知手术的可能负性反应的前提下是否仍会接受手术治疗；③是否对手术结果满意。评分在 4 级以上的认为此患者对手术满意，结果显示大部分患者对手术结果是满意的。也有学者认为轮廓手术术后患者的满意率较其他面部畸形手术的患者更低，约 1/3 的患者术后有不同程度的情绪障碍。大多数暂时性或永久性不满意的患者主要还是术前及术后不同的心理问题或并发症导致的。

最后，轮廓外科患者术后对自己的容貌要有一个适应的过程，要经历一个自我评价和他人评价的过程。一些研究认为术后至少两年内，尤其是术后 6 ~ 12 个月这个中间阶段，患者心理处于不稳定状态，医生仍需关注患者心理上的变化，提供必需的帮助，包括适当交流，建立良好的医患关系，给予患者充分的心理支持等。同时应注意与患者关系密切的人的作用，术前可向他们直观地解释手术及手术可能的结果和不良反应。对术后不满意的患者应进行反复心理会谈，发掘不满意的原因，给予相应的心理治疗，必要时需要请心理学专家会诊。

第三章
面部轮廓整形美容手术术前
相关准备及术后处理

面部轮廓手术由整形和美容两类手术构成。整形手术指为改善面部轮廓异常而采取的手术。面部轮廓异常通常由先天性畸形、创伤、肿瘤、炎症等导致。美容手术则指通过颅颌面截骨，辅以部分软组织手术，从而改变面部轮廓，增加美感及魅力，达到"改头换面"的效果。笔者团队常见的面部轮廓整形手术包括：颧骨颧弓截骨降低术、下颌角整形术[包括下颌角弧形截骨术（弧形截骨）、下颌颏体部斜行截骨术（超长弧形截骨）]、颏部整形术、下颌骨矢状劈开截骨整形术（下颌前突，即地包天矫正术）、上下颌根尖下截骨整形术（突嘴、开唇露齿）等。本章将对面部轮廓整形美容手术的术前相关检查、准备及术后处理进行介绍。

【手术适应证】

（1）颌面先天性畸形、创伤、肿瘤切除术后、炎症等导致的颅颌面轮廓畸形，如骨纤维异常增生症。

（2）面部轮廓不对称（先天性和获得性），如颧骨、下颌骨发育不对称、偏颌等。

（3）颧骨颧弓高突。

（4）下颌角肥大，半侧下颌骨肥大。

（5）颏后缩、小颏、宽颏、偏颏等。

（6）上、下颌前突、后缩和偏颌等颌面畸形。

【拍摄照片】

术前、术后规范化照相不仅是整形美容病历记录的资料之一，也是显露术前缺陷、完善手术设计、评估手术效果的重要环节。为提高照片的说服力，拍摄设备、部位、画面大小、光影效果、背景等条件需尽量一致。如使用同一款数码相机，选用透视变形小的中焦镜头，设置蓝或黑色的背景布，尽量以平光或环形闪光灯照明，嘱患者不化妆、摘除配饰等，以便观察真实效果。

面部轮廓整形美容手术应至少拍摄正位、斜位45°、侧位的照片共5张，可加照仰头位（图3-1、图3-2）。头部的倾斜及旋转均会降低术前、术后照片对比的信度和效度，拍照者和医师可通过如下几点评估照片是否合格：①正面照中双侧耳垂基本对称（图3-1）；②侧面照相时嘱患者张口，通过观察口角及嘴唇是否重叠，判断颈部是否存在旋转不足或过度（图3-3）。③斜位45°以鼻根软组织点与远侧内眦软组织点重叠为标准，关注点为颧骨的侧面形态（图 3-4A）。斜位 45°照最常见的另一种拍摄标准为鼻尖点与颧前点重叠（图 3-4B），关注点为鼻部形态，本中心采用前者。

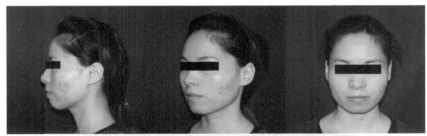

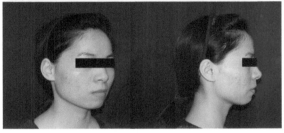

图 3-1　头面部整形术前标准照相体位

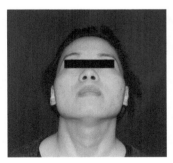

图 3-2　行颧骨整形术者，可加拍仰头照（本中心每位轮廓整形术者均加拍仰头照）

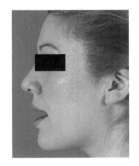

图 3-3　侧面照相时嘱患者张口，观察口角及嘴唇的重叠从而判断侧面照是否合格

笔记

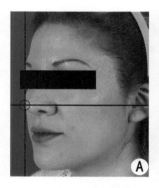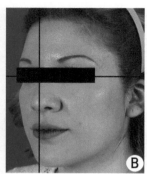

图 3-4　斜位 45°最常见的两种拍摄方式

　　上 / 双颌前突者需加拍微笑、大笑表情照。对于需辅助术前和（或）术后正畸的患者（如下颌前突、双颌前突）需加拍口腔咬𬌗状态照片。对于部分特殊病例需要进行术前和术后摄像比对，如术前伴有面瘫、严重露龈笑的患者，术前、术后进行摄像记录面部表情活动，便于评价手术效果、避免医疗纠纷等。

【术前检查】

　　面部轮廓整形美容术属于四级择期手术，具有基础疾病患者应告知医生，评估原基础疾病是否增加麻醉及手术风险，如高血压、糖尿病、心脏病、肾功能不全、哮喘、甲状腺功能亢进、中重度贫血等。具有传染性疾病者应告知医生，如肝炎、结核、梅毒、艾滋病等，以便增强手术防护，部分传染性疾病不建议行面部轮廓整形美容术。明确过敏史，以规范术后用药。术前 2 周内服用的药物应告知医生，尤其影响凝血功能的药物，如阿司匹林、华法林等。对于患有精神疾病和心理障碍、心理状态不稳定、对于手术效果期望值过高且不切实际的患者需要通过术前谈话进行排查，拒绝为此类患者进行手术。

（1）体格检查

包括一般体格检查及整形外科专科检查。一般体格检查包括心、肺、腹等基本查体，以及血压测量、视力测量、耳鼻喉检查、淋巴结触诊等。整形外科专科检查包括面部相关径线及比例的测量，如面中部、面下部宽度，面部三庭长度，面部长宽比例，下颌角开张度等。不同部位的侧重点不同。考虑到美学标准的非统一性，术前需结合患者本身特点详细沟通，鼓励患者明确个人需求，并对其进行教育和指导，避免因个人不切实际的幻想造成术后情绪障碍。

（2）实验室检查

术前患者需完善血常规、尿常规、血生化、凝血功能、传染性疾病筛查、心电图、胸片等常规检查以便筛查不适宜手术者。患者应避开月经期。

（3）影像学检查

根据所行手术完善头颅正侧位、上下颌曲面断层、颞下颌关节开闭口位、颧弓15°仰头位 X 线片（图 3-5），颅面部 CT（包括平扫和三维重建）（图 3-6）。若患者要求或情况复杂，可加做三维打印（图 3-7）、计算机辅助设计、三维手术模拟、软组织预测等。

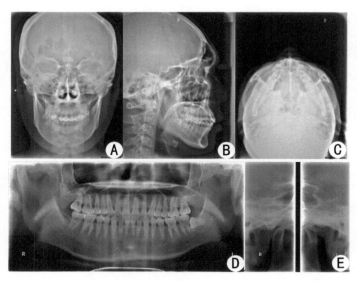

A.头颅正位片；B.头颅侧位片；C.颧弓 15° 位片；D.下颌曲面断层片；E.颞下颌关节开闭口位片。

图 3-5 颌面整形术前需完善的 X 线片

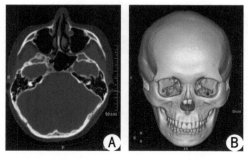

A. 平扫　　　　　　B. 三维重建

图 3-6 颅面部 CT

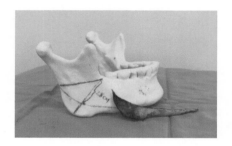

图 3-7 三维打印模型辅助手术设计实现精确截骨

　　三维数字化技术包括基于颅面CT扫描的三维重建（图3-8A）、基于计算机软件的三维手术模拟系统（图3-8B）、基于面部扫描技术的软组织三维重建（图3-8C）。

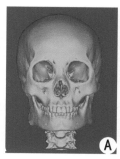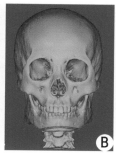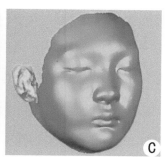

图3-8　三维数字化技术在面部轮廓整形美容手术的应用

　　面部轮廓整形美容手术，尤其涉及咬𬌗功能的手术（如下颌升支矢状劈开截骨整形手术），需要制定详细的术前计划，以便获得最佳的面部外形。三维打印颅面部模型及截骨导板可辅助手术设计，增强手术可视化，有利于指导手术中颌骨切除范围、移动及固定的位置，提高手术精确度。在此基础上可借助手术软件模拟系统，可多次操作、修改手术设计，从而获得最佳效果。对于面部不对称、复杂颅颌面畸形，优势显著。值得注意的是，并非所有的面部轮廓整形美容手术都需要借助三维数字化辅助技术。原因如下：①面部轮廓包括骨骼组织及软组织，软组织预测是手术模拟的难点，手术模拟无法准确反映术后效果，可能会对患者造成误导。②患者和医生均应接纳手术本身的误差性，术前过度的设计及预期，反而会引起不切实际的期许和不必要的误解。

笔记

【麻醉】

颌面血供丰富，出血多，手术操作时间较长，对术野的清晰度要求高，同时又需要管道远离术区以免影响手术操作，故而我院面部轮廓整形美容手术均采用经鼻气管插管全身麻醉方式，应用术中控制性降压减少出血、提供清晰的手术视野。面部轮廓整形美容术中，麻醉循环管理的特点为：维持适当麻醉深度、维持血流动力学稳定。面部轮廓整形美容术后须立即提供循环呼吸监护和管理，此阶段尤为重要。因为术后血压反跳性升高可能会导致术区渗血增加，压迫气道，产生危险。为安全起见，对于部分面部骨骼轮廓手术同期行咬肌部分切除术患者手术结束后还应保持插管 1 ~ 2 小时，待患者神志清醒、血流动力学稳定、术区引流无明显增加后方可拔除插管。

【并发症及处理】

1. 出血、血肿

术中止血充分，部分出血较多的创面酌情应用止血纱布进行止血，术后面部加压包扎 5 天，术后、术区妥善放置引流管、保持引流通畅，面部妥善加压包扎固定是避免术后出血和血肿的关键；嘱患者切忌剧烈活动头颈部，术后 3 日内酌情使用全身止血药物，关注术区引流管通畅度、引流量、颈部是否肿胀淤青、舌体活动度。对于少量未机化血肿（触感柔软）可经皮或经口腔切口针刺抽吸后加压包扎；部分机化血肿（触感稍韧）可拆除口腔切口缝线，负压抽吸、冲洗后加压包扎；术区活动性出血，需进

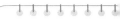

行二次手术止血处理；术后形成明显血肿、面部严重肿胀及压迫呼吸道等情况时，应该及时进行血肿清除术。

2. 感染

术中彻底消毒口腔及面部，术后嘱患者保持口腔清洁，每日进食后需要及时进行口腔内伤口清洁，术前、术后需予以抗生素预防感染，手术时间超过 6 小时术中需要使用抗生素。若出现感染需拆除口腔切口缝线，以稀释碘伏、过氧化氢溶液、生理盐水彻底冲洗术区，放置引流管，使用抗生素。

3. 神经功能暂时缺失或永久丧失

术后下唇区域、颏部麻木，下唇口角运动障碍，抬眉障碍等；下颌及颏部整形术后出现不同程度的下唇及颏部麻木是颏神经受到损伤的表现，下颌角术中如果损伤到面神经下颌缘支会出现患侧下唇口角运动障碍，颧骨颧弓截骨降低术后抬眉障碍是面神经额支受到损伤的表现。一般来说，多数神经损伤可能在 3 ~ 6 个月内恢复正常，损伤多数是因为术中为了暴露术区牵拉神经和（或）术后局部组织肿胀压迫神经引起，可不予以处理或服用消肿药物、营养神经的药物。但是如果术中切断神经而没有进行及时吻合会造成永久性神经功能障碍，少数患者术中神经牵拉比较严重者亦可能出现永久性神经功能障碍。

4. 软组织下垂

下颌缘轮廓不清晰，印第安纹、鼻唇沟、双下巴明显。软组织下垂是复杂的综合过程，与患者术前条件密切相关。嘱患者术后 3 个月内佩戴弹力头套进行面部骨骼软组织塑形，促进愈合。

笔记

术后 6 个月以上，仍有上述现象，可行下颌缘吸脂、颌下脂肪袋抽吸、面部脂肪 / 透明质酸填充、颞颊部提升除皱等综合处理。

5. 软组织损伤

术中牵拉及动力系统摩擦导致的热损伤等可能导致口角、嘴唇、口周软组织损伤，局部应用红霉素软膏，多可自行愈合；如果损伤深度达到真皮深层则可能形成口周永久性瘢痕。

6. 断端骨愈合不良，骨吸收

采用颧骨颧弓截骨降低术 + 小钛板内固定术者出现骨折断端愈合不良及骨吸收的概率极小。部分采取的颧弓非固定式内推术，可能会出现断端愈合不良甚至骨吸收。对于无明显面型改变、软组织下垂、咬𬌗功能障碍者可保守处理，定期复查。对于已出现明显面型改变、软组织下垂、咬𬌗功能障碍者，则需要行骨折复位、植骨等修复手术。上下颌根尖下截骨整形、下颌骨矢状劈开截骨整形、颏部整形术中，若软组织剥离范围较大、局部感染、血肿及局部截骨块供血管完全被切断等，亦可能出现骨血供不足，从而出现骨坏死和牙龈坏死。术前应精细设计，术中减少剥离范围，术后出现感染、血肿等并发症时及时对症处理。

7. 颞下颌关节紊乱

下颌升支矢状劈开、颧骨颧弓、下颌角术后可能会使髁状突发生位移、颞下颌关节周围肌肉软组织发生变化，术后出现暂时性颞下颌关节紊乱，表现为弹响、疼痛、关节不适等。颞下颌关节紊乱综合征与患者心理、咬𬌗功能矫正密切相关。多数可随时间推移逐渐愈合。

笔记

8. 颞下颌关节强直

主要见于术后惧怕开口的患者，颞下颌关节强直，张口度明显小于术前。此类患者需行张口性训练，多数可随时间推移逐渐愈合。

9. 下颌骨二次成角畸形

下颌骨近似线状的斜形截骨，从而导致截骨线前端与下颌颏体部二次成角，下颌角轮廓不自然。此并发症以预防为主，近年来因下颌角骨弧形切除术的盛行，已较少发生。若出现二次成角畸形，可以通过术前精确设计截骨或打磨量，施行修复手术。

10. 下颌、颏连接处台阶样畸形

颏部缩窄过量导致下颌与颏部外侧缘轮廓连续性差，或因术后软组织粘连畸形导致局部台阶样改变。为避免此并发症，术前应向求美者进行宣教，避免不切实际的手术预期；术前精确设计颏部缩窄量。若出现台阶样畸形，可以通过松解局部软组织粘连，用自体脂肪或人工材料填充凹陷等方式改善。

11. 美学标准相关问题

如形态不满意、面部不对称等。

【术后注意事项】

（1）一般事项

术后出现面颈部肿胀、皮肤淤血、嘴唇感觉麻木，并维持一段时间，是面部轮廓及颌面手术后正常反应，无须特殊处理及担心。通常，术后 3 ~ 4 周基本消肿，可以回归日常生活，术后 3 个月

达到理想的效果，但如果出现肿胀明显不缓解、硬结、疼痛明显、发热、口腔异味、口内切口出血等情况，需及时就诊。

（2）术后护理

术区留置引流管，将渗出的血液引出，以避免血肿发生。通常术后 1 ～ 3 天拔除，术后第 5 天拆除面部敷料，更换弹力头套。弹力头套佩戴 3 个月，第 1 个月佩戴约 20 小时 / 天，第 2 个月佩戴约 12 小时 / 天，第 3 个月空闲时佩戴，以助面部塑形恢复。每次持续佩戴 2 小时，放松 15 ～ 20 分钟，以免引起局部肿胀疼痛，弹力头套加压无须太紧，以有一定压力但不至于影响面颈部血液循环为原则。术后口服消肿药物 1 ～ 2 周，若服药中出现腹泻、月经紊乱、胃部不适等药物不良反应，需停用。术后 7 ～ 10 天左右拆除口内切口缝线。

（3）口腔卫生及饮食

术后 1 个月内均应保持口腔清洁，切记漱口，保持口腔清洁。术后 3 天内进食温凉、无渣、全流食（如水、果汁、酸奶、豆浆、大米汤、骨汤等），避免进食小米粥、牛羊肉、鱼汤等可能导致食物残渣存留的食物及"发物"。术后 4 ～ 7 天可进食半流食（如蛋羹、烂面条、稀粥等），此期间可以开始用软毛牙刷刷牙。术后 8 天可进食普通软食，但切勿进食尖锐、坚硬食物（如排骨、牛肉、槟榔等），禁止食用辛辣刺激的食物（如火锅、麻辣鱼、小龙虾等）及牛羊肉、海鲜等，忌口需维持至少 1 个月。术后 3 个月内请勿暴力揉搓术区皮肤，勿进食补气补血的中药（如人参、当归、桃仁、红花等）和食物，勿长时间泡热水澡、蒸桑拿等，以免引起术区出血。

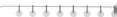

（4）复查

术后 6～12 个月返院复查。对于需辅助术前和（或）术后正畸的患者（如下颌前突、双颌前突），需及时联系口腔中心预约早期正畸，避免复发。

第四章
普通下颌角弧形截骨术

下颌角位于面部下外侧，由下颌骨水平支与下颌骨体部的连接部组成。其外侧为咀嚼粗隆，有咬肌附着；内侧为翼肌粗隆，有翼肌附着。左右两侧的下颌角与中下部的颏骨及面中部的颧部构成面部的基本轮廓，是面部容貌特征的重要解剖标志之一。

下颌角肥大对人体功能的危害不甚明显，多数病例主要表现在对面部形象的影响及患者心理方面的损伤。下颌角肥大或下颌角发育过度，以及在此基础上伴发的不同程度的咀嚼肌肥大，使面部下 1/3 显得宽而阔，膨大突出。随着经济水平及人们对容貌美追求的不断提高，要求手术矫治下颌角肥大，塑造"瓜子脸"或"椭圆脸"的患者日趋增多。

下颌角肥大矫正术也可称为下颌角成形术，即将突出的下颌角截除的同时打磨或去掉一部分外板，并要求新形成的下颌角具有协调自然的轮廓，符合东方审美。普通下颌角弧形截骨手术主要针对下颌角肥大不伴方颏的求美者。使用骨锯、磨球或骨钻等截骨工具截除一部分下颌角，并通过打磨或者劈除的方式去掉一部分下颌骨外板，减小其厚度，从而使面部正、侧面轮廓都有一定的改善，面部线条变得流畅、柔美。本章将从以下几个方面详细介绍普通下颌角弧形截骨术。

【临床表现】

骨性下颌角肥大表现为下颌角骨质增生突出，向下方及侧方的发育过度，从而使面部长宽比例失调，患者面下 1/3 明显宽大。下颌角开张度正常为 120° 左右，下颌角肥大患者此角度明显减小，严重者接近 90°，表现为特征性的"方形脸"或"梯形脸"，影响容貌美观。触诊时亦可触及突出的骨质。部分患者伴有咬肌肥大症状，咬牙时可见或触及明显肥厚隆起的肌肉条索。

下颌角肥大一般以双侧为多，单侧的也不少见，存在左右不对称情况。其确切病因目前并不清楚，可能与青少年身体发育期过多吃零食、嚼口香糖，不良的咀嚼习惯如偏侧咀嚼，或夜间磨牙、颞下颌关节功能紊乱及某些心理障碍有关。这些都会过度锻炼开颌肌群（咬肌、翼内肌等），刺激下颌角区的肌肉和骨骼发育，最终外观呈现"方脸畸形"。所以目前可认为，下颌角肥大的原因主要有 3 个：①下颌角部的骨性肥大。②咬肌的过度发育，凸出于面下部两侧。具体到每位患者，两部分病因所造成的影响可能不一样，骨性为主或肌性为主都有可能。但从临床上看，两者往往同时伴发。③也有一部分患者是由遗传因素引起，追溯到其父母或亲属往往也有下颌角肥大表现。

根据下颌角肥大的形态，可将其分为以下 3 种类型：①下颌角外翻型；②下颌角后突型；③复合型。对东方人而言，下颌角骨质的肥大突出是面下部宽大的主要原因，包括下颌角过于后突、外翻或两者兼而有之，所以治疗的重点主要集中在下颌角的截骨整形上，手术被认为是目前治疗下颌角肥大的首选，也是最为有效的途径。

【手术适应证】

下颌角发育过度伴或不伴咬肌肥大寻求手术治疗的青中年求美者。

【手术禁忌证】

（1）口腔内炎症、牙龈炎、智齿冠周炎等可能引起术后感染者。

（2）处在月经期、妊娠期及哺乳期的患者。

（3）有精神病患、心理障碍或要求过高不合实际患者。

（4）手术前2周内服用含有阿司匹林的药物或其他抗凝药物者。

（5）严重肝、肾、心、脑疾病和严重血液疾病患者。

【手术方法】

1. **术前准备**

手术前要与患者充分沟通，了解其诉求及意愿，并根据实际情况告知其术后能达到的效果。术前要拍摄头颅正、侧位 X 线片及头颅三维 CT 片，判断能够去除的骨量。手术前后还应为患者拍摄正、侧、斜位面部相片，用作资料保存和矫治效果评价。术前可应用三维打印技术打印下颌骨模型，能够更加直观地设计截骨线及打磨范围（图4-1）。患者术前要保持良好的情绪，保持身体健康，预防感冒。要做好各项全身常规检查，术前2周应停止服用阿司匹林、维生素E等药物及活血中药，并避开月经期。术前1日应沐浴，洗净面部，去掉面部妆容。术前1周禁止吸烟，术前3天禁止饮酒。保持口腔清洁，必要时行牙周洁治。

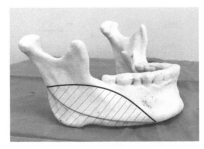

术前应用三维打印技术打印下颌骨模型，进行截骨线设计，标记外板打磨范围，
能够使手术更精确。红色：下颌角截骨线；蓝色：下颌骨外板打磨范围。

图 4-1 普通下颌角弧形截骨术

2. 手术步骤

普通下颌角弧形截骨手术包括下颌骨外板打磨或劈除术及下颌角弧形截骨术。由于与下颌骨外板劈除相比，下颌骨外板打磨术中出血及神经损伤的风险都要小一些，且后者也能达到减小下颌骨厚度、缩窄面下1/3正面宽度的效果，一般来说对大部分患者采取下颌骨外板打磨联合下颌角弧形截骨的方式。而对下颌骨过厚或去除下颌骨外板手术意愿强烈的患者，可以采用下颌骨外板劈除联合下颌角截骨术，以下分别介绍其操作方式。

切开与显露：下颌角截骨手术入路有口内及口外入路两种，由于可能遗留面部瘢痕或伤及面神经下颌缘支，口外入路目前已很少采用。口内入路取双侧下颌咬𬌗平面至第二前磨牙间龈颊沟偏颊侧 0.5 cm 为切口线（图 4-2），0.5% 利多卡因 +1 ：200 000 肾上腺素局部浸润麻醉。沿设计线切开黏膜，电刀切开黏膜下肌肉及骨膜，剥离子沿骨膜下剥离，显露下颌骨体部、下颌角部、下颌升支下缘（图 4-3）。

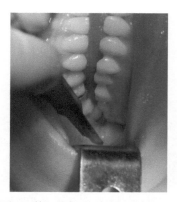

取双侧下颌咬𬌗平面至第二前磨牙间龈颊沟偏颊侧 0.5 cm 为切口线，
0.5% 利多卡因 +1 ：200 000 肾上腺素局部浸润麻醉。15 号圆刀沿设
计线切开黏膜，电刀切开黏膜下肌肉及骨膜。

图 4-2 普通下颌角弧形截骨术：口内入路

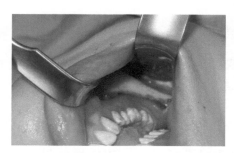

剥离子沿骨膜下剥离，显露下颌骨体部、下颌角部、下颌升支下缘。

图 4-3 普通下颌角弧形截骨术：剥离

下颌骨外板打磨及下颌角截骨：大磨球均匀打磨两侧下颌骨外板，打磨厚度因人而异，一般不要磨穿下颌骨外板暴露骨髓腔以防出血和截骨时外板劈裂。用小磨球设计下颌角及下颌下缘的弧形截骨线。一般升支后缘的截骨线上端不超过咬殆平面，角区不超过下颌角区最宽处的 1/3 宽度，下颌体部截骨线前端根据下颌体部形态而定，以截除骨断之后形成的下颌缘平顺自然过渡为原则。术前需要根据下颌曲面断层片确定下牙槽神经血管束的位置，设计的截骨线一定要在下牙槽神经血管束的下方以免损伤。用摆动锯沿设计线进行截骨（图 4-4），截至升支后缘时可在升支后缘填塞纱条以防损伤面后静脉引起出血，完全截透内板之后用骨凿顺截骨线凿开，完整取出截除骨块。如果升支后缘过深无法截透，需要小心凿骨以防造成意外骨折。用大磨球及小磨球打磨下颌下缘不平整处，调整左右至基本一致，观察外形满意。截除下颌角展示见图 4-5。

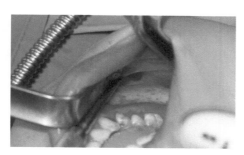

用摆动锯沿设计线进行截骨，先用短摆锯，再用长摆锯。截至升支后缘时可在升支后缘填塞纱条以防损伤面后静脉引起出血，完全截透内板之后用骨凿顺截骨线凿开，完整取出截除骨块。如果升支后缘过深无法截透，需要小心凿骨以防造成意外骨折。

图 4-4 普通下颌角弧形截骨术：截骨

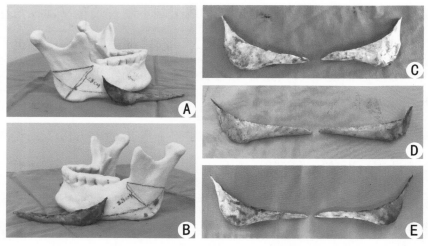

A、B. 下颌骨三维打印模型，截骨线设计及双侧截除下颌角；

C ～ E. 普通下颌角弧形截骨术截除骨块。

图 4-5　下颌骨三维打印模型及截除的下颌角骨块

　　下颌骨外板劈除术：在下颌支中份稍靠下部位用长裂钻或往复锯从升支前缘到后缘做一条水平骨切口，以刚好切透颊侧皮质骨板为度。用小磨球沿下颌支外斜线向前做矢状截骨线，根据患者具体情况决定此切口的长短，最多可切至颏孔稍后的位置。从矢状骨切口前端垂直转向下颌下缘用长裂钻或往复锯做垂直骨切开，同样只切开皮质骨板即可。在手术时应特别注意水平骨切口下颌支后缘及垂直骨切口下颌体下缘处皮质骨板的充分切开。

　　消除所有骨皮质连接后用薄刃骨刀插入骨切口内，将刀刃紧贴皮质骨的内侧面，轻轻敲击骨刀逐渐劈开下颌骨外板，将下颌下缘与下颌角后缘的骨板完全劈开后，用弯钳夹持骨外板并将之摘除，而后根据需要用摆动锯将下颌角内侧部分骨板截除。劈除下颌骨外板见图 4-6。

　　咬肌及颊脂垫部分去除术：详见相关章节。

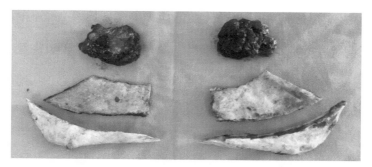

自上而下分别是术中去除的咬肌、下颌骨外板及下颌角骨块。

图 4-6　下颌骨外板劈除、下颌角弧形截骨及咬肌去除手术

冲洗及缝合：稀释碘伏及生理盐水彻底冲洗术腔，填塞止血纱布止血，左右各放置负压引流管一根，4-0 可吸收线间断缝合骨膜，1 号线间断缝合黏膜，生理盐水冲洗口腔，取出咽后壁纱布，平纱棉垫加压包扎固定。

3. 术后护理

按全麻术后常规进行监测与护理。①术后用药：对切除部分咬肌的患者，术后应给予止血药，防止创面渗血。可用地塞米松（10 mg/d）2 ～ 3 天以减轻面部与嘴唇肿胀。口腔切口为Ⅱ类切口，可预防性静脉注射抗生素 48 小时，防止伤口感染。②患者需留院观察 3 ～ 5 天，术后棉垫平纱加压包扎 4 ～ 5 天，中途如无特殊情况无须拆开，如拆开后应及时包扎。包扎过程中注意检查有无压坏皮肤。③引流管在术后第 1 ～ 2 天拔除；术后 6 小时开始用漱口液漱口至拆线，术后 5 天可以用儿童软毛牙刷刷牙；术后 7 天之内吃流食，而后可逐渐过渡到正常饮食，但 3 个月内尽量避免用力咬较硬食物，术后 1 个月内勿食辛辣刺激食物；术后第 8 ～ 10 天可拆除口内缝线，并逐渐开始开口训练，防止因手术

笔记

创伤引起的张口受限。④术后需要坚持佩戴弹力头套3个月左右，可以起到促进消肿及软组织贴附、塑形、预防下垂的作用。术后拍摄头颅正侧位X线片、下颌曲面断层片及头颅CT三维重建，评估手术效果及术后恢复情况（图4-7）。

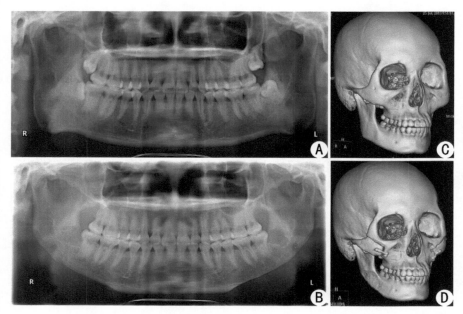

A.普通下颌角弧形截骨术术前下颌曲面断层片；B.普通下颌角弧形截骨术术后下颌曲面断层片；C.普通下颌角弧形截骨术术前头颅CT三维重建；D.普通下颌角弧形截骨术术后头颅CT三维重建片。

图4-7　下颌角弧形截骨手术前后头颅X线曲面断层片及CT三维重建片对比

【典型病例】

　　病例一：患者，女性，23岁，因自觉面下部宽大影响美观入院。诊断：双侧下颌角肥大。于全麻下行双侧下颌角弧形截骨手术、双侧下颌骨外板打磨术。患者下巴形态良好，故未行下巴截骨缩窄手术。术后效果满意（图4-8）。

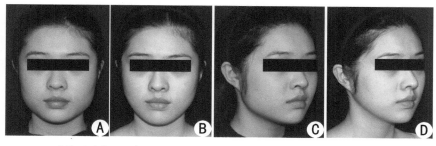

A. 术前正面观；B. 术后正面观；C. 术前 45° 侧面观；D. 术后 45° 侧面观。

图 4-8 行普通下颌角弧形截骨手术，术前及术后 1.5 年效果对比

病例二：患者，女性，28 岁，因自觉面下部宽大影响美观寻求手术治疗。诊断：双侧下颌角肥大。于全麻下行双侧下颌角弧形截骨手术、双侧下颌骨外板打磨术。术后 1 个月复查，面部已基本消肿，无明显口唇及下巴麻木，术后效果满意（图 4-9）。

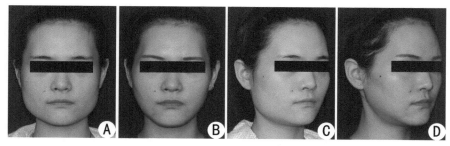

A. 术前正面观；B. 术后正面观；C. 术前 45° 侧面观；D. 术后 45° 侧面观。

图 4-9 行普通下颌角弧形截骨手术，术前及术后 1 个月效果对比

病例三：患者，女性，26 岁，因自觉面下部宽大影响美观入院治疗。诊断：双侧下颌角肥大。于全麻下行双侧下颌角弧形截骨手术、双侧下颌骨外板打磨术。术后 6 个月复查，面下部肥大有明显改善，双侧基本对称，效果满意（图 4-10）。

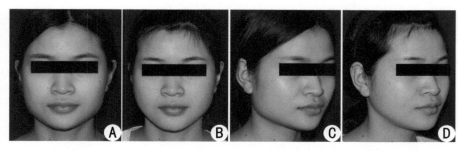

A. 术前正面观；B. 术后正面观；C. 术前 45° 侧面观；D. 术后 45° 侧面观。

图 4-10 行普通下颌角弧形截骨手术，术前及术后 6 个月效果对比

【并发症及其处理】

1. 麻醉及心、脑、肺血管意外

与麻醉药物过敏、药物用量控制不佳、机体对麻醉药物的异常反应及患者本身患相关基础疾病有一定关系，可以通过详细完整的术前麻醉评估及术中实时监测将风险尽量降低。

2. 意外骨折

在行下颌角截除时，由于截骨线设计失误或骨切开不完全，尤其在升支后缘处还有骨皮质相连时就强行离断下颌角，造成截骨线从相对薄弱的乙状切迹处断开。因此应注意下颌角后方截骨线的走向，务必将骨质完全切开后再离断。如果升支后缘过深无法截断，需要在凿骨时把握住截骨方向，顺截骨线延长线的方向进行凿骨，切不可使用暴力，以防截骨过高或造成下颌升支骨折。对发生意外骨折者可在上下颌牙列上栓结牙弓夹板，从术后第 1 ~ 2 天开始用橡皮圈牵引固定 4 ~ 5 周即可。

3. 术中出血与术后血肿形成

术中损伤血管会造成出血。口内黏膜切口位置过高，可能切

断颊动静脉；截骨线位置过高伤及下颌管内的下牙槽神经血管束，也可引起较严重的出血。另外，器械损伤沿升支后缘走行的面后静脉也可能造成较明显的出血。根据情况可行结扎、电凝止血或可用骨蜡填塞止血。术后加压包扎也是防止伤口渗血和血肿形成的有效措施。另外使用钻、磨球等器械时需要小心操作，并使用拉钩保护软组织，避免将其卷入引起出血。

4. 伤口感染

下颌角截骨术后发生感染的概率不高，术后血肿形成是继发感染的重要原因，因此防止血肿形成是预防感染的关键措施。在伤口内短期放置引流管，有利于引流出伤口渗出物和面部消肿。术后合理使用抗生素及加强口腔清洁卫生也是预防感染的有效措施。如果出现术区感染需要进行清创和引流，口服或者静脉注射抗生素控制感染。

5. 矫治效果不满意

下颌角截骨术的整形效果取决于两个因素：一是患者自身条件；二是手术者的审美意识与技术水平。一些患者不仅下颌角发育过度，而且面部脂肪也比较多，单纯行下颌角成形术可能无法达到理想的治疗效果，为此有些患者抱怨手术后由"大方脸"变成"大圆脸"。因此有必要在术前对患者的面型做综合分析与评价，实事求是告诉患者存在的问题和手术可能取得的整形和美容效果，不可随意夸大矫治效果，以免日后造成医疗纠纷。

6. 双侧不对称

口内入路的手术方法，由于术野隐蔽、操作难度大，软硬组织的去除量很难完全按设计要求完成。这对初学者来说的确是一大难题。完成这一手术需要术者积累一定的经验及操作技巧。另外，大多数患者术前均有不同程度的不对称，这一点又常易被医生和患者忽视。因此术前仔细检查与设计十分重要，并应向患者做出明确交代，使其理解各种手术的利与弊。

7. 面神经与腮腺导管损伤

经口内入路行下颌角截骨术不易伤及面神经。如果术中同时切除咬肌，分离过于表浅或切除位置过高时，则有可能损伤面神经颊支、下颌缘支和腮腺导管。因此，如果需要切除咬肌，要求只做内层的切除，而且切除范围仅限于下颌支下半部，以免伤及面神经和腮腺导管。如果术中出现面动脉损伤，进行止血时一定需要注意充分暴露血管后进行缝扎止血，在手术视野不清晰的状态下贸然进行电凝止血容易损伤面神经下颌缘支导致术后面瘫。

8. 术中口角、口唇皮肤及黏膜损伤、拉伤

术中口角、口唇皮肤及黏膜损伤、拉伤，导致局部色素沉着，甚至遗留瘢痕。口腔内视野受限，有时为了充分显露截骨部位而过度牵拉软组织可以造成口角拉伤。于口唇四周涂抹少许凡士林油膏（可用眼膏代替），可有效防止和减轻此种并发症。另外，术中使用截骨器械如骨锯、骨钻及使用电刀、电凝不当都可能误伤嘴唇、舌和口腔黏膜。因此在使用这些工具时，要掌握好支点。主刀与助手必须时刻注意保护好手术区域周围的软组织，采用动力系统进行操作时需要用凡士林纱布覆盖口周软组织以免造成软组织挫伤和热损伤。

9. 术后局部不平整，可扪及骨性突起或骨性台阶

口腔内手术视野狭小，截骨工具及动力系统操作空间有限，对于初学者有时候难以做到截骨断端的完全平滑，且如果有局部不平整，后期在骨质改建过程中也会逐渐变得平滑，多数不会影响术后效果。但对于面下部软组织薄弱者，截骨过渡部分不顺滑容易影响外观。

10. 牙齿、牙龈损伤

牙齿、牙龈损伤、不适、疼痛，牙龈退缩，牙髓坏死，甚至牙齿松动、脱落。下颌角截骨手术一般不会直接对牙齿造成创伤，但如果术前存在龋齿、牙龈损伤、口腔溃疡、牙髓疾病或术中截骨损伤下牙槽神经，则术后可能出现牙齿、牙龈的疼痛不适等问题。为避免此类问题的发生，术前有口腔疾病的患者应提前医治，并做好牙周洁治，保持口腔卫生。另外，手术时不能一味追求截骨量大、效果明显，而应在保证不伤及神经的前提下适度截除下颌角骨。

11. 术中下颌关节损伤

术中下颌关节损伤，如颞下颌关节痛、张口受限、关节弹响等。部分患者在下颌角截骨术后可能出现张口及关节运动功能受限、关节弹响等情况，这与术中对关节的震荡、牵拉损伤，以及术后面部加压包扎，导致关节较长时间无法大幅度运动有关。一般通过张口锻炼可以逐步恢复，对日常生活不会有太大影响。另外，颞下颌关节紊乱综合征在一般人群中的发生率为 20% ~ 30%，术前查体时需注意是否已经存在颞下颌关节紊乱等问题。

12. 术后皮肤松弛

下颌角术后一般不会出现明显的皮肤松弛，其程度与患者年龄、术前皮肤状态、面部软组织量、截骨量大小、术后护理都有一定关系，一般年轻、皮肤紧致、面部脂肪较少的患者术后恢复也较快，皮肤下垂更不明显。手术后软组织需要一定的时间才能重新愈合贴附到骨组织上，这段时间一般为 3 个月左右，因此术后需要佩戴弹力头套，促进软组织贴附，预防下垂。如果术后出现面下部组织松垂、肥厚、下颌缘不清晰等情况，可以通过面下部、下颌缘、颈部吸脂改善。

第五章
下颌角超长弧形截骨术

近年来，截骨技术的提高及手术器械的更新大大促进了面部轮廓整形的迅速发展，下颌角截骨手术也在不断改进，从最初的"一次性直线截骨手术"到"二次、三次或四次弧形截骨"，再到口内入路的"一次性下颌角弧形截骨"，体现出现代下颌角美容整形外科手术技术的日渐完善和成熟。我们在临床中会遇到一些患者，在下颌角肥大的同时伴有下巴宽大、形态不圆润的情况，这类患者需要在行下颌角截骨手术的同时进行颏部的缩窄方能达到更好的美容效果，因此"下颌角超长弧形截骨术"应运而生。其截骨范围从下颌角体区延伸至颏孔前方，能够在截除下颌角的同时缩窄颏部，且术后下颌体和颏部衔接自然，没有明显的骨台阶，不容易造成下巴两侧软组织堆积的"假性下垂"外观，避免了因为普通下颌角截骨术后造成"二次成角"畸形而需要再次对颏体

笔记

部进行截骨修整的问题，临床上具有良好的应用价值，适用于下颌角肥大伴方颏的求美者。

【临床表现】

下颌角肥大伴宽颏的患者表现为下颌角发育过度，骨质向侧后方突出，下颌角的开张度明显减小，严重者接近90°。同时颏部较宽，缺乏圆润饱满的下巴形态，面下部1/3整体呈宽而方的面容，严重影响了女性的柔美感。另外，过方的下颌角与宽颏衔接在一起视觉上也给人以面下部较短的印象，但其实际长度是正常的。下颌角肥大伴宽颏可表现为双侧，也有部分为单侧，且不对称情况较为多见。部分患者可见下巴偏斜，下颌角两侧高度不一致，但咬殆情况并无明显异常。

【手术适应证】

（1）下颌角明显肥大，外翻，下巴宽大，明显的"方形脸"或"梯形脸"。

（2）单侧或双侧下颌角突出，下巴两侧不对称。可通过一侧行普通下颌角弧形截骨术，另一侧行下颌角超长弧形截骨术改善。

【手术禁忌证】

（1）口腔内炎症，牙龈炎、智齿冠周炎、严重口腔溃疡等可能引起术后感染者。

（2）处在月经期、妊娠期及哺乳期的患者。

（3）有精神病患、心理障碍或要求过高不合实际患者。

（4）手术前2周内服用含有阿司匹林的药物或其他抗凝药物者。

（5）严重瘢痕体质或手术部位有破损、感染者。

【手术方法】

1. 术前准备

术前要观察患者正侧面及面部左右对称情况，通过触诊判断患者咬肌肥厚与下颌角突出的程度。对口内咬殆情况也必须进行详细检查，如果有阻生智齿，最好在术前 3 个月拔除。下颌角截骨术后再拔除阻生牙可能增加下颌角骨折的概率。常规拍摄头颅正、侧位 X 线片，下颌曲面断层片及头颅三维 CT。下颌角的开张度正常为 120° 左右，方颌患者的下颌角开张度明显减小，严重者接近 90°，在正位 X 线片上可以了解左、右下颌角对称及外展情况。颌骨全景片能清楚地显示下颌角与下颌支形态及下颌管的位置与走行，从而为设计截骨线，判断能够去除的骨量提供参考。由于需要同时行颏部斜形截骨手术，对颏部高低位置及对称性也要进行测量分析。手术前后还应为患者拍摄正、侧位面部相片，用作资料保存和矫治效果评价。术前可应用三维打印技术打印下颌骨模型，能够更加直观地设计截骨线及打磨范围（图 5-1）。

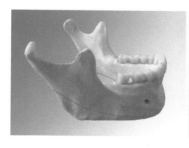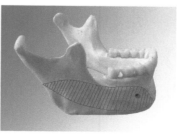

图 5-1　术前应用三维打印技术打印下颌骨模型，进行截骨线设计，标记外板打磨范围。截骨线（红色标记线）从下颌角处延伸至颏孔前方，下颌骨打磨范围（蓝色标记线区域）包括下颌骨外板、下颌角区、下颌体部及颏体部

最后一个关键问题是对患者的心理状况和手术要求进行评估分析。通过与患者的深入交谈，了解其求治心态及诉求，如实告诉患者手术可以达到的矫治效果与可能发生的并发症，获得患者的理解与配合。患者术前要保持良好的情绪，保持身体健康，预防感冒。要做好各项全身常规检查，术前 2 周应停止服用阿司匹林、维生素 E 等药，并避开经期。术前 1 日应沐浴，洗净面部，去掉面部的化妆。术前 1 周禁止吸烟，术前 3 天禁止饮酒。保持口腔清洁，必要时行牙周洁治。

2. 手术步骤

患者仰卧位，全麻经鼻气管插管后，75% 酒精消毒面部 3 次，铺无菌巾单。稀释碘伏消毒口、鼻腔 3 次，纱布填塞咽后壁。

切开与显露：取双侧下颌咬殆平面间龈颊沟偏颊侧 0.5 cm 为切口线，切口线为下颌龈颊沟全 U 形（图 5-2），切口上端一般不超过上颌磨牙水平，颏部切口应避开下唇系带，以免影响正常的下唇形态及运动功能。0.5% 利多卡因 +1 ∶ 200 000 肾上腺素局部浸润麻醉。先行右侧手术，沿设计线切开黏膜，电刀切开黏膜下层及骨膜，剥离子沿骨膜下剥离，脱套式显露下颌骨体部、下颌角部、下颌升支下缘、颏部及颏神经。显露颏孔位置并保护好颏神经血管束。在预计骨切开线的上方骨面应保留一定量的颏肌组织，为手术结束时顺利关闭切口创造条件。

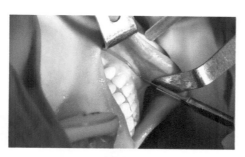

以 0.5% 利多卡因 +1 ∶ 200 000 肾上腺素做局部浸润麻醉后，于双侧下颌咬殆平面间龈颊沟偏颊侧 0.5 cm 做 U 形切口，15 号圆刀切开黏膜，电刀切开黏膜下层及骨膜，颏部切口避开下唇系带。

图 5-2　下颌角超长弧形截骨术术中

　　下颌角、体及颏部截骨：大磨球、小磨球均匀打磨两侧下颌骨及颏体部外板，打磨厚度 2 ~ 3 mm（图 5-3、图 5-4），注意在颏孔周围打磨时需要小心保护颏神经以免损伤。用小磨球根据术前设计下颌角、体及颏体部超长弧形截骨线进行打磨形成标记线，下颌升支后缘、下颌角区截骨线与普通下颌角截骨术相同，但下颌体截骨线继续向颏体部延伸至颏孔前方，截骨线前端位置根据需要缩窄颏部的宽度而定（图 5-5），分别用短摆动锯及长摆动锯沿下颌骨设计截骨线在下颌升支、角区及下颌体下缘进行截骨，直至骨板全层截开，而后用往复锯行颏体部斜形截骨，此处因为颏神经羁绊截骨空间狭小，需要严格避免损伤颏神经（图 5-6）。截骨完后用微弯骨凿顺截骨线将骨段凿断游离。注意在截骨时应尽可能将升支后缘骨板完全截断，如果升支后缘过深无法完全截断，剩余骨性连接可用弯骨凿顺截骨线延长线敲击离断，切勿暴力凿骨以免截骨位置过高或造成升支意外骨折。用电刀或剥离子剥离下颌角内侧的翼内肌以取出骨块。由于有颏神经的存在，截下来的骨块过长，往往很难完整取出，这时可用往复锯从颏神

笔记

经后方下颌体部截断骨块后分两块再取出骨段，可大大减小对颏神经造成的牵拉。大磨球打磨下颌下缘不平整处（图 5-7）。同法行对侧手术。

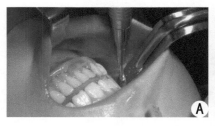
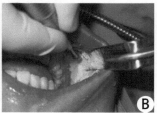

图 5-3 A. 剥离子沿骨膜下剥离，脱套式显露下颌骨体部、下颌角部、下颌升支下缘、颏部及颏神经。显露颏孔位置并保护好颏神经血管束。
B. 大磨球打磨两侧下颌体部、角区及下颌体部外板，打磨时注意冲水降温，并吸走骨粉

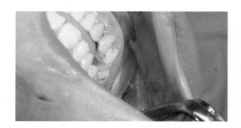

图 5-4 下颌骨外板打磨结束，打磨厚度 2～3 mm。
注意保护颏神经血管束

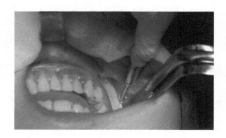

图 5-5 用小磨球于骨面打磨出下颌角及颏部两侧截骨线。下颌升支后缘、下颌角区截骨线与普通下颌角截骨术相同，但下颌体截骨线继续向颏体部延伸至颏孔前方，截骨线前端位置根据需要缩窄颏部的宽度而定

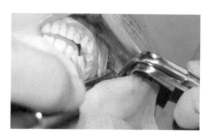

图 5-6　分别用短摆动锯及长摆动锯沿沟槽做下颌角区和体部弧形
截骨，直至骨板全层截开，而后用往复锯行颏体部斜形截骨，
此处因为颏神经羁绊截骨空间狭小，需要严格避免损伤颏神经

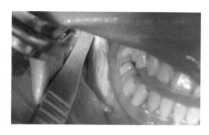

图 5-7　骨凿撬动，剥离子剥离剩余相连软组织，取出截除骨块。
注意切勿暴力凿骨以免截骨位置过高或造成升支意外骨折。
打磨截骨缘不平整处

冲洗及缝合：稀释碘伏及生理盐水彻底冲洗术腔，左右各放置负压引流管一根（图 5-8）。4-0 可吸收线缝合骨膜层，1-0 号丝线缝合黏膜切口，生理盐水冲洗口腔，取出咽后壁填塞纱布。平纱棉垫加压妥善包扎。

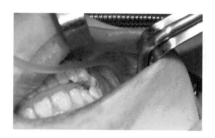

图 5-8　以 4-0 可吸收线缝合骨膜层，1-0 号丝线缝合黏膜切口，双侧
各留置引流管一根，术区加压包扎固定。引流管一般在术后
48 小时，单侧引流量小于 5 ～ 10 mL 后拔除

3. 术后护理

按全麻术后常规进行监测与护理。①术后用药：对切除部分咬肌的患者，术后应给予止血药，防止创面渗血。可用地塞米松（10 mg/d）2～3天以减轻面部与嘴唇肿胀。口腔切口为Ⅱ类切口，可预防性静脉注射抗生素48小时，防止伤口感染。可给予口服消肿药物迈之灵片及神经营养药物甲钴胺片辅助治疗。②患者需留院观察3～5天，术后棉垫平纱加压包扎4～5天，中途如无特殊情况不需拆开，如拆开后应及时包扎。包扎过程中注意检查有无压坏皮肤。③引流管在术后第1～2天拔除；术后6小时开始用漱口液漱口至拆线，术后5天可以用儿童软毛牙刷刷牙；术后7天内吃流食，而后可逐渐过渡到正常饮食，但3个月内尽量避免用力咬较硬食物，术后1个月内勿食辛辣刺激食物；术后第8～10天可拆除口内缝线，并逐渐开始开口训练，防止因手术创伤引起的张口受限。④术后需要坚持佩戴弹力头套3个月左右，可以起到促进消肿及软组织贴附、塑形及预防下垂的作用。⑤术后拍摄头颅正侧位X线片、下颌曲面断层片及头颅CT三维重建，评估手术效果及术后恢复情况（图5-9、图5-10），截除骨质见图5-11。

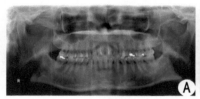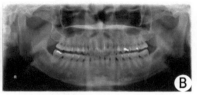

A. 术前；B. 术后。

图 5-9 下颌角超长弧形截骨手术前后下颌曲面断层 X 线片对比

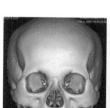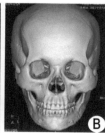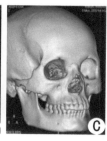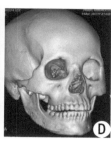

A. 术前正位片；B. 术后正位片；C. 术前 45°侧位片；D. 术后 45°侧位片。

图 5-10　下颌角超长弧形截骨手术前后头颅 CT 三维重建片对比

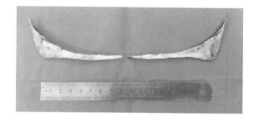

图 5-11　下颌角超长弧形截骨术截除骨质

【典型病例】

病例一：患者，女性，23 岁，因自觉面下部宽大影响美观入院。诊断：下颌角肥大双侧发育性；宽颏发育性。于全麻下行双侧下颌角超长弧形截骨手术、双侧下颌骨外板打磨术。截除部分下颌角的同时缩窄下巴，术后 1 年随访，面下部形态明显改善，效果满意（图 5-12）。

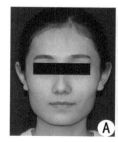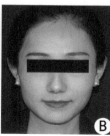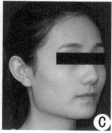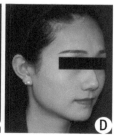

A. 术前正面观；B. 术后正面观；C. 术前 45°侧面观；D. 术后 45°侧面观。

图 5-12　下颌角长弧形截骨术术前及术后 1 年效果对比

病例二：患者，女性，24 岁，因自觉面下部宽大影响美观寻求手术治疗。诊断：下颌角肥大双侧发育性；宽颏发育性。于全麻下行双侧下颌角超长弧形截骨手术、双侧下颌骨外板打磨术。术后 7 年复查，面部轮廓基本呈椭圆形，无明显皮肤松弛及下垂，效果满意（图 5-13）。

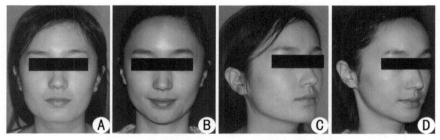

A. 术前正面观；B. 术后正面观；C. 术前 45° 侧面观；D. 术后 45° 侧面观。

图 5-13 下颌角长弧形截骨术术前及术后 7 年效果对比

病例三：患者，女性，26 岁，因自觉面下部宽大影响美观入院治疗。诊断：下颌角肥大双侧发育性；宽颏发育性。于全麻下行双侧下颌角超长弧形截骨手术、双侧下颌骨外板打磨术。术后 1 年复查，面下部肥大有明显改善，双侧基本对称，效果满意（图 5-14）。

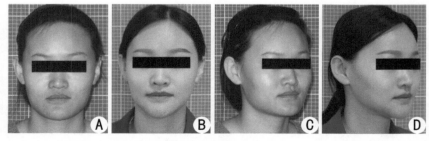

A. 术前正面观；B. 术后正面观；C. 术前 45° 侧面观；D. 术后 45° 侧面观。

图 5-14 下颌角长弧形截骨术术前及术后 1 年效果对比

【并发症及处理】

1. 麻醉及心、脑、肺血管意外

与麻醉药物过敏、药物用量控制不佳、机体对麻醉药物的异常反应及患者本身患相关基础疾病有一定关系，可以通过详细完整的术前麻醉评估及术中时时监测将风险尽量降低。

2. 神经损伤及口唇麻木

下颌角超长弧形截骨术术后可能出现口唇、下巴麻木的情况，与术中牵拉、损伤颏神经有关。下颌部分骨切开线过高可能伤及下牙槽神经管内的神经血管束，颏部黏膜手术切口过深可能直接伤及颏神经。另外，术中对颏神经的过度牵拉也是导致术后唇颏部麻木不适的原因。因此，术中应正确设计口腔黏膜切口与骨切开线的走向，在保证安全的情况下适度截骨，避免截骨线位置过高，切骨时防止手术器械误伤颏神经束。手术过程中，术者或助手应避免过度牵拉颏神经束以免造成其撕脱与断裂。如果在术中发现颏神经被离断应行神经束的无张力端端吻合术。一般口唇麻木感可在术后几周乃至数月内逐渐恢复好转，也可适当服用甲钴胺片等神经营养药物辅助治疗。严重损伤或撕脱颏神经后，这种麻木感也许是永久性的。因此，术前应向患者充分说明这种可能性。

3. 意外骨折

在行下颌角截除时，由于截骨线设计失误或骨切开不完全，尤其在升支后缘处还有骨皮质相连时就强行离断下颌角，造成截骨线从相对薄弱的乙状切迹处断开。因此应注意下颌角后方截骨线的走向，务必将骨质完全切开后再离断，切不可使用暴力。对发生意外骨折者可在上下颌牙列上栓结牙弓夹板，从术后第 1 ~ 2 天开始用橡皮圈牵引固定 4 ~ 5 周即可。

4. 术中出血与术后血肿形成

术中损伤血管会造成出血。口内黏膜切口位置过高，可能切断颊动静脉；截骨线位置过高伤及下颌管内的下牙槽神经血管束；颏部手术时牵拉过于暴力损伤颏神经血管束也可以引起较严重的出血。另外，器械损伤沿升支后缘走行的面后静脉也可能造成较明显的出血。根据情况可行结扎或电凝止血或可用骨蜡填塞止血。术后加压包扎也是防止伤口渗血和血肿形成的有效措施。另外使用钻、磨球等器械时需要小心操作，并使用拉钩保护软组织，避免将其卷入引起出血。

5. 伤口感染

下颌角超长弧形截骨术后发生感染的概率不高，术后血肿形成是继发感染的重要原因，因此防止血肿形成是预防感染的关键措施。在伤口内短期放置引流条，有利于引流出伤口渗出物和面部消肿。术后合理使用抗生素及加强口腔清洁卫生也是预防感染的有效措施。如果出现术区感染需要进行清创和引流，口服或者静脉注射抗生素控制感染。

6. 矫治效果不满意

下颌角超长弧形截骨术的整形效果如何取决于两个因素：一是患者自身条件；二是手术者的技术水平。一些患者不仅下颌角发育过度，而且面部脂肪也比较多，单纯行下颌角成形术可能无法达到理想的治疗效果，为此有些患者抱怨手术后由"大方脸"

变成"大圆脸"。因此有必要在术前对患者的面型做综合分析与评价，实事求是告诉患者存在的问题和手术可能取得的整形和美容效果，不可随意夸大矫治效果，以免日后造成医疗纠纷。

7. 双侧不对称

口内入路的手术方法，由于术野隐蔽、操作难度大，软硬组织的去除量很难完全按设计要求完成。这对初学者来说的确是一大难题。完成这一手术需要术者积累一定的经验及操作技巧。另外，大多数患者术前均有不同程度的不对称，这一点又常易被医生和患者忽视。因此术前仔细检查与设计十分重要，并应向患者做出明确交代，使其理解各种手术的利与弊。

8. 面神经与腮腺导管损伤

经口内入路行下颌角超长弧形截骨术不易伤及面神经。如果术中同时切除咬肌，分离过于表浅或切除位置过高时，则有可能损伤面神经颊支、下颌缘支和腮腺导管。因此，如果需要切除咬肌，要求只做内层的切除，而且切除范围仅限于下颌支下半部，以免伤及面神经和腮腺导管。如果术中出现面动脉损伤，止血时需要充分暴露血管后进行缝扎止血，在手术视野不清晰的状态下贸然进行电凝止血容易损伤面神经下颌缘支导致术后面瘫。

9. 术中口角、口唇皮肤及黏膜损伤、拉伤

术中口角、口唇皮肤及黏膜损伤、拉伤，导致局部色素沉着，甚至遗留瘢痕。口腔内视野受限，有时为了充分显露截骨部位而过度牵拉软组织可以造成口角拉伤。于口唇四周涂抹少许凡士林油膏（可用眼膏代替），可有效防止和减轻此类并发症。另外，

术中使用截骨器械如骨锯、骨钻及使用电刀、电凝不当都可能误伤嘴唇、舌和口腔黏膜。因此在使用这些工具时，要掌握好支点。主刀与助手必须时刻注意保护好手术区域周围的软组织，采用动力系统进行操作时需要用凡士林纱布覆盖口周软组织以免造成软组织挫伤和热损伤。

10. 术后局部不平整，可扪及骨性突起或骨性台阶

口腔内手术视野狭小，截骨工具及动力系统操作空间有限，对于初学者有时候难以做到截骨断端的完全平滑，且如果有局部不平整，后期在骨质改建过程中也会逐渐变得平滑，多数不会影响术后效果。但对于面下部软组织薄弱者，截骨过渡部分不顺滑容易影响外观。

11. 牙齿、牙龈损伤

下颌角超长弧形截骨手术一般不会直接对牙齿造成创伤，但如果术前存在龋齿、牙龈损伤、口腔溃疡、牙髓疾病或术中截骨损伤下牙槽神经，则术后可能出现牙齿、牙龈的疼痛不适等问题。为避免此类问题的发生，术前有口腔疾病的患者应提前医治，并做好牙周洁治，保持口腔卫生。另外，手术时不能一味追求截骨量大、效果明显，而应在保证不伤及神经的前提下适度截骨。

12. 术中下颌关节损伤

部分患者在下颌角截骨术后可能出现张口及关节运动功能受限、关节弹响等情况，这与术中对关节的震荡、牵拉损伤，以及术后面部加压包扎，导致关节较长时间无法大幅度运动有关。一般通过张口锻炼可以逐步恢复，对日常生活不会有太大影响。另外，

笔记

颞下颌关节紊乱综合征在一般人群中的发生率为 20% ~ 30%，术前查体时需注意是否已经存在颞下颌关节紊乱等问题。

13. 术后皮肤松弛

下颌角超长弧形截骨术由于截骨线从下颌角、下颌骨体延伸至颏体部，下颌骨及颏部衔接会更加平滑流畅，出现骨台阶、软组织堆积等"假性下垂"的可能性更小，术后一般不会出现明显的皮肤松弛。而皮肤下垂的程度与患者年龄、术前皮肤状态、面部软组织量、截骨量大小、术后护理都有一定的关系。一般年轻、皮肤紧致、面部脂肪较少的患者术后恢复也较快，皮肤下垂更不明显。手术后软组织需要一定的时间才能重新愈合贴附到骨组织上，这段时间一般为 3 个月左右，因此术后需要佩戴弹力头套，促进软组织贴附，预防下垂。如果术后出现面下部组织松垂、肥厚、下颌缘不清晰等情况，可以通过面下部、下颌缘、颈部吸脂改善。

第六章
轻微不对称下颌轮廓整形术

　　面部不对称畸形在人群中十分常见，患病率为 21% ~ 85%。严重的面部不对称畸形，不仅给患者造成生理功能（咀嚼、发音、呼吸等）和形貌的破坏，而且对其社交和心理造成重大影响。目前，针对严重的伴有殆关系紊乱的面部不对称畸形主要通过正颌外科进行治疗。然而，对于一些面下部轻度不对称畸形病例，其自身无严重的咬殆不良；患者关注的是自身形貌，迫切要求解决面部不对称及面下部宽大的问题，且不能接受正颌外科复杂的治疗过程（术前正畸→正颌手术→术后正畸）。因此，针对这一部分患者，可以选择轮廓整形的方式进行治疗，以达到面部相对对称的临床效果。

【临床表现】

1. 专科检查表现

正面观：面下部呈轻度不对称畸形，伴有双侧或单侧下颌角肥大；面部中线居中或者轻度偏斜，面上、中、下 1/3 比例基本协调；上颌骨中线位置正常，下颌骨中线居中或者轻度偏斜，颏点无偏斜或者轻度偏斜。

侧面观：患者一般呈直面型，无明显下颌前突；审美平面基本正常；双侧下颌角高度、宽度不一致。

仰面观：双侧下颌骨下缘高度不一致，明显不对称；双侧颏结节点明显不对称。

口内检查示：无严重咬𬌗不良，双侧后牙一般呈 Angle Ⅰ 类错𬌗，或者一侧呈轻度反𬌗；上牙中线居中，下牙中线居中或者轻度偏斜，𬌗平面轻度倾斜。

2. X 线检查表现

下颌骨中线居中或者轻度偏斜；一侧颏结节肥大；双侧下颌角点（Go）高度不一致，双侧下颌角宽度、长度不一致；双侧下颌骨下缘高度不一致；SNA 角、SNB 角、ANB 角度均位于正常范围内。

【手术适应证】

肉眼可见的双侧面下部轻度不对称畸形并伴有双侧或单侧下颌角肥大，主要表现为下颌骨轻度偏颌畸形，下颌升支一侧狭长，另一侧偏于短小；双侧下颌骨下缘高度不一致，明显不对称；不对称区域主要存在于下颌骨的升支、角区、体部和颏部；面部中线无偏斜或者轻度偏斜；下牙中线偏斜不超过 3 mm；殆平面倾斜度不超过 5°。

【手术禁忌证】

在排除系统性疾病的基础上，临床表现符合以下情况亦不宜手术。

（1）严重牙颌面畸形：单纯上颌后缩、上颌后缩伴下颌前突、上颌前突、上颌前突伴下颌后缩、单纯下颌前突、偏突颌畸形、双颌前突、小下颌畸形、小颏畸形。

（2）先天性颅面部发育畸形：先天性颅缝早闭，第一、二鳃弓综合征，进行性半侧颜面萎缩等。

（3）后天性疾病如肿瘤、外伤等导致的面部不对称畸形。

【手术方法】

1. 手术设计

一侧行下颌角超长弧形截骨术，一侧行传统下颌角弧形截骨术。

以下颌右偏为例。根据下颌曲面断层片和颅面部三维 CT，首先确定下颌骨的不对称部位和特征，明确狭长侧（左侧）和短小侧（右侧）及下牙槽神经管的走向。利用 Mimics 2.0 软件测量双侧下颌角的开张度、长度、宽度及双侧下颌骨下缘的高度。连接眉心点和前鼻棘点，确定面部中线。将下颌平面与双侧升支后缘的交点（C、D）作为下颌角弧形截骨的上限。确定左侧颏结节点（B点），以 B 点为基准，测量 B 点到面部中线的垂直距离；在右侧等距位置上，确定 A 点。连接 C-A、D-E（E 点为常规下颌角弧形截骨的前界）点形成平滑的弧形曲线。利用 MIMICS 2.0 软件再次测量，确定截除后剩余骨量基本对称。右侧行下颌角超长弧形截骨术，左侧行传统下颌角弧形截骨术，截骨线分别位于双侧下牙槽血管神经束下方（图 6-1）。

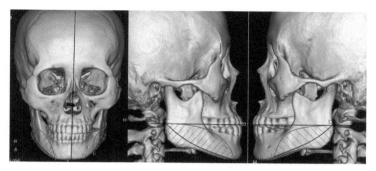

将下殆平面与双侧升支后缘的交点（C 点、D 点）作为下颌角弧形截骨的上限。确定左侧颏结节点（B 点），以 B 点为基准，测量 B 点到面部中线的垂直距离；在右侧等距位置上，确定 A 点。连接 C-A、D-E（E 点为常规下颌角弧形截骨的前界）点形成平滑的弧形曲线。

图 6-1　手术设计（以下颌骨右偏为例）

2. 手术步骤

患者取仰卧位，经鼻气管插管麻醉成功后，75% 的酒精消毒面部，0.5% 的碘伏消毒口腔 3 次，铺无菌巾单。

以含 1∶200 000 肾上腺素和 0.5% 的利多卡因，在下颌前庭沟处行局部浸润麻醉。于右侧下颌升支前缘至下牙中线前庭沟偏颊侧 5 mm，依次切开黏膜、黏膜下组织、骨膜，直达骨面。骨膜剥离子于骨膜下锐性分离，暴露下颌角区、下颌体部及右侧颏体部。术中仔细解剖并保护颏神经，使颏孔周围组织与骨面彻底分离。用大磨球（直径约 7 mm），均匀打磨下颌骨外板；打磨区域包括下颌角区、下颌体部和颏体部；打磨上界平行于下颌平面，厚度约 3 mm，勿破坏骨髓腔。用中号磨球（直径约 4 mm）打磨颏孔周围，切勿损伤颏神经。用小号磨球（直径约 2 mm）按术前设计标记 C-A 截骨线；先用短摆动锯（锯片长度约 7 mm）沿标记线自 C 点至颏孔下行部分截开，然后于下颌升支后缘填塞一小纱条，保护颌后血管、神经，再用长摆动锯（锯片长度约 15 mm）将下颌骨内外板完全截开。颏孔下至 A 点，用往复锯将其完全离断，最后将骨块在颏孔后用往复锯一分为二，将其分块取出。

左侧行传统下颌角弧形截骨术：于下颌升支前缘至下颌颏孔区前庭沟偏颊侧 5 mm，依次切开黏膜、黏膜下组织、骨膜，直达骨面。骨膜剥离子于骨膜下行锐性分离，暴露下颌角区、下颌体部。根据术前测量情况如果外板需要打磨，则用大磨球均匀打磨下颌骨外板；打磨区域包括下颌角区、下颌体部；打磨上界平行于下颌平面，厚度一般小于 3 mm，勿破坏骨髓腔。如果下颌骨向右侧偏移明显，左侧下颌骨外板可以不予打磨，或者打磨量较右侧要少。用小号磨球按术前设计标记 D-E 截骨线；先用短摆动锯沿标记线自 D 点到 E 点行部分截开，于下颌升支后缘填塞小纱条，然后用长摆动锯将骨块完全截除。比较双侧截除的骨块的大小，用磨球修整截骨与未截骨过渡区，使截骨线流畅自然。取出双侧填塞的小纱条，彻底止血，0.9% 的生理盐水冲洗创口，4-0 可吸收线悬吊固定骨膜，1 号线缝合全层黏膜组织。两侧创腔内各放置负压引流管 1 根，行颌面部包扎固定，术毕。

待患者完全苏醒后，拔除气管导管，送回麻醉恢复室，严密观测生命指标。图 6-2、图 6-3 分别为术前、术后对比和术中截取的骨块。

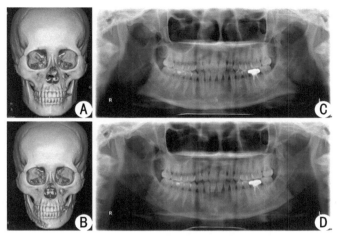

A.术前头颅CT三维重建；B.术后头颅CT三维重建；C.术前下颌全景片；D.术后下颌全景片。

图 6-2　右侧下颌角超长弧形截骨，左侧传统下颌角弧形截骨（下颌骨右偏）

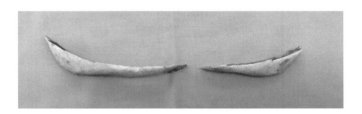

图 6-3　术中截除的骨块（右侧超长弧形截骨，左侧普通弧形截骨）

3. 手术注意事项

（1）术前仔细评估患者全身状况，在确定无严重系统性疾病的前提下，实施手术。对于体重较轻或者血红蛋白指数较低的患者，可适当备血。

（2）严格消毒，防止术后感染。

（3）利用头颅部 X 线影像和数字化软件，准确地进行术前设计，明确手术方式。

（4）术中降压麻醉，将血压控制于 90/60 mmHg 左右，减少术中出血。

（5）依据 X 线影像，定位下牙槽神经血管束在下颌骨中的走向和位置，防止术中意外损伤。

（6）轻柔操作，防止意外出血、骨折和神经损伤。

4. 围手术期处理

（1）术前 12 小时禁食，术前 6 小时禁水。

（2）手术时间超过 3 小时，需术前导尿。

（3）术前 30 分钟、术后 24 小时内各输注抗生素一次，预防感染。

（4）术后 1 ~ 5 天流质饮食，5 天后半流质饮食，拆除缝线后视具体情况正常饮食。

（5）术后每天用复方氯己定漱口 2 ~ 3 次，进食后用碘伏棉签定期清洁创口，预防感染。

（6）观察引流量情况（单侧 < 5 mL），术后第 2 天或第 3 天拔除引流管，10 天后拆除口内缝线。

（7）术后 1 ~ 3 个月内佩戴弹力头套，防止软组织下垂。

（8）术后 1 个月内勿做剧烈运动，防止出现血肿。

【典型病例】

病例一：患者，女性，22 岁，因自觉面下部宽大、双侧不对称 1 年入院。诊断为：下颌角肥大双侧发育性；偏颌畸形发育性。于全麻下行双侧下颌角弧形截骨手术、双侧下颌骨外板打磨术、右侧颌体部斜形截骨手术。术后 4 个月复查，面部不对称情况明显改善，患者满意（图 6-4）。

笔记

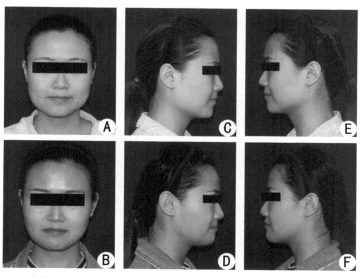

A. 术前正面照；B. 术后正面照；C. 术前右侧位照；D. 术后右侧位照；
E. 术前左侧位照；F. 术后左侧位照。

图 6-4　右侧行下颌角超长弧形截骨术，左侧行常规下颌角弧形截骨术，
术前及术后 4 个月对比照

　　病例二：患者，女性，23 岁，因自觉面下部不对称 5 年入院。诊断为：偏颌畸形发育性。于全麻下行右侧下颌骨骨质打磨术、颏部 U 形截骨术。术后 6 个月复查，面部不对称情况明显改善，效果满意（图 6-5）。

　　病例三：患者，女性，29 岁，因自觉面部不对称 13 年入院。诊断为：半侧下颌角肥大左侧发育性；偏颌畸形发育性。于全麻下行双侧下颌角弧形截骨手术、双侧下颌骨外板打磨术、左侧颏体部斜形截骨、颏部缩窄术。术后 10 天可见面部不对称情况明显改善，患者满意（图 6-6）。

笔记

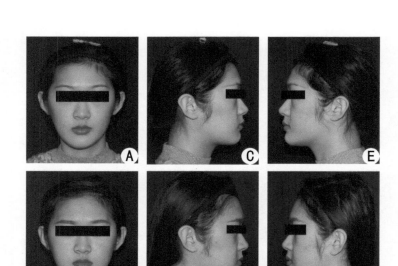

A. 术前正面照；B. 术后正面照；C. 术前右侧位照；D. 术后右侧位照；
E. 术前左侧位照；F. 术后左侧位照。

图 6-5　术前及术后 6 个月随访照

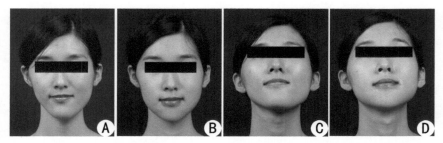

A. 术前正面照；B. 术后正面照；C. 术前仰头位照；D. 术后仰头位照。

图 6-6　左侧行下颌角超长弧形截骨术，右侧行常规下颌角弧形截骨术，
术前及术后 10 天对比照

【并发症及处理】

1. 术中意外骨折

表现为殆关系紊乱，可见骨折线，移动骨块可闻及骨摩擦音。

处理：仔细探查骨折线的部位和方向，在保证原殆关系的前提下，

行钛钉钛板坚强内固定术。术后颌间结扎及橡皮圈弹性牵引 4 周。

2. 术中大出血

原因主要包括：①骨髓腔不知名动脉出血及下牙槽动静脉损伤。表现为在截骨过程中，截骨线部位渗血较多。去除骨块后，发现下牙槽神经血管束或者其分支有活动性出血。处理：迅速将骨块截除，纱布或者明胶海绵压迫止血。②面动脉损伤。表现：出血量大，主要为面动脉活动性出血。处理：明视下结扎面动脉，勿用电刀烧灼止血，以免损伤面神经。③颌后静脉出血。表现：颌后区渗血量多，颜色暗红，以静脉血为主。处理：碘仿纱条填塞或者加压包扎压迫止血。

3. 术后血肿

临床表现：患者自诉下颌角区或者颌后区疼痛，压痛明显；术后第3天左右，表面皮肤可出现淤青；血肿量大，可触及波动感。处理：及时发现，若少量血肿液化后，可用20 mL注射器自皮肤入路从下颌角区将血肿抽出；若血肿量大，可拆除口内部分缝线将其彻底清除，放置引流管，加压包扎。

4. 感染

临床表现：急性感染期主要表现为体温升高，局部红、肿、热、痛。血常规检查示中性粒细胞指数升高。随着感染局限，体温下降，脓肿形成，可扪及波动感。口内异味感明显，挤压下颌角区，有时可见脓液溢出。严重感染者可自下颌角间隙向颌后间隙、颌内间隙、颊间隙、口底及颈部间隙扩散，造成败血症或者脓毒血症。处理：感染初期根据药敏试验结果全身应用抗生素，待感染局限，及时在口内行脓肿切开引流术。若造成口底多间隙感染，应于颏下行倒 T 型脓肿切开引流术。

5. 下牙槽神经、颏神经损伤

临床表现：术后下牙及下唇麻木为主要症状；单纯颏神经损伤仅导致损伤侧下唇麻木，无下牙感觉异常。下牙槽神经损伤则会导致下牙和下唇感觉整体麻木。处理：如术中颏神经离断，需及时行神经吻合术。术后口服甲钴胺等营养神经药物，定期随访。

第七章
口内入路全下颌缘 U 形截骨术

口内入路全下颌缘 U 形截骨术是将整个下颌骨下缘（包括下颌角、体和颏部）经口内入路通过半环形截骨的方式，达到纠正同时伴有下颌角肥大的宽颏及长颏畸形的目的，使求美者"三庭"面部比例更和谐，面部轮廓整体更柔和。可根据求美者面部形态特点个体化设计截骨位置及去骨量。

【临床表现】

宽颏畸形主要是指颏下缘水平距离过大，与下颌骨下缘关系欠流畅，显得过宽，呈男性化面下部轮廓结构。长颏畸形主要是指面下 1/3 中的下唇颏高与上唇高比例失调，显得过长，从而使面中部与面下部的比例关系失调。查体正面观：面下部过长，"三庭"比例不满意，下庭较长；颏部宽大，呈男性化面下部轮廓。

笔记

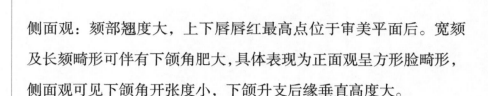
侧面观：颏部翘度大，上下唇唇红最高点位于审美平面后。宽颏及长颏畸形可伴有下颌角肥大，具体表现为正面观呈方形脸畸形，侧面观可见下颌角开张度小，下颌升支后缘垂直高度大。

【手术适应证】

（1）面部轮廓不理想：宽颏及长颏畸形伴下颌角肥大，呈男性化面容。

（2）下牙槽神经管的位置偏低，即颏孔开口位置距骨下颌下缘的垂直距离过近，无足够空间行颏部 T 字成形术。

（3）瘢痕体质且反对遗留口外皮肤瘢痕者。

（4）无下颌前突畸形，应注意该方法在操作过程中不涉及咬𬌗关系的调整，不适用于因Ⅲ类错𬌗导致面下部过长的患者。

【手术禁忌证】

常规手术禁忌证包括以下几点。

（1）精神不正常或有心理障碍，对自身条件缺乏正确认识，具有非现实期望。

（2）有高血压病或心、肺、肝、肾等重要器官疾病，或患有出血性疾病。

（3）女性应避开月经期、妊娠期和哺乳期。

（4）尚未控制的糖尿病及乙肝等传染性疾病。

（5）口腔感染、溃疡，需治愈后进行手术。

另外，口内入路全下颌缘 U 形截骨术是属于有计划的择期手术，所以要去充分地了解求美者身心问题。轻易手术可能会带来难以挽回的后果。国外学者观察到术后不满意人群均有共同的特点，这些特点总结起来为"SIMON"，即独身（single）、未成熟（immature）、男性（male）、过度期待（over expectant）及自我陶醉（narcissistic）。

存在以下情况的求美者需引起警惕：①强迫症、完美主义者；②自认为是"VIP"的求美者；③喜欢恭维的求美者；④过分表示亲热的求美者；⑤不履行指示，不认真的求美者；⑥整形手术痴迷的求美者；⑦有关诉讼的求美者；⑧过度期望或有过分要求的求美者；⑨一味要求降低治疗费用的求美者。

【手术方法】

1. 术前准备

①完善血常规、尿常规、凝血功能、传染病筛查（乙肝两对半、丙肝、艾滋病、梅毒）、生化（肝功能等）；②完善心电图、胸部 X 线正位检查（必要时行胸部 CT 检查）；③头颅正侧位片（图 7-1）、下颌曲面断层 X 线摄影、颞下颌关节 X 线平扫、头颅 CT 平扫 + 颅骨三维重建（图 7-2）。必要时进行术前计算机辅助设计及头颅骨骼三维打印。

2. 采集病历

询问既往有无高血压、糖尿病等慢性疾病，近期有无重大疾病，有无服用活血药物、抗凝药物等，有无药物及食物过敏史。女性需避开月经期。

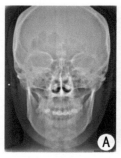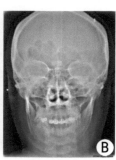

A. 头颅正位片（术前）；B. 头颅正位片（术后）。

图 7-1 头颅正位片

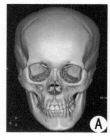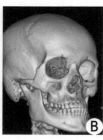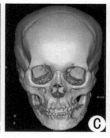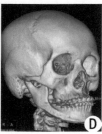

A. 头颅 CT 三维重建正面观（术前）；B. 头颅 CT 三维重建右侧 45° 观（术前）；
C. 头颅 CT 三维重建正面观（术后）；D. 头颅 CT 三维重建右侧 45° 观（术后）。

图 7-2 头颅 CT 三维重建

3. 入院查体

所有求美者均需测量视力。测量求美者大三庭及小三庭的比例及长度，测量下颌角点宽度，测量上下唇唇红与 Ricketts 审美平面的距离，确保颞下颌关节无重大器质性病变（图 7-3）。

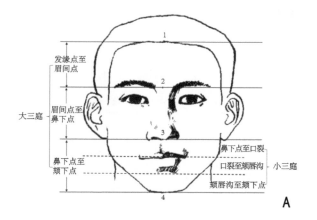

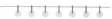

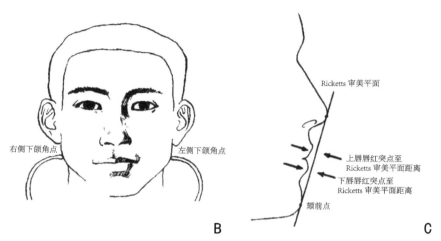

A. 大三庭及小三庭的比例及长度测量。1. 发缘点；2. 眉间点；3. 鼻下点；4. 颏下点。
B. 下颌角点宽度测量。C. 上下唇唇红与 Ricketts 审美平面的距离。

图 7-3　面部测量模拟

4. 手术设计

根据术前拍摄头部正侧位片、下颌曲面断层 X 线摄影及头颅三维 CT 检查，分析下面部畸形与上中面部的比例，确定下齿槽神经管位置高低，确定截骨量（图 7-4），预测术后能达到的效果，与患者充分沟通达成共识。有条件者使用 CAD 技术，术前在模型上模拟术中截骨线位置及术后能达到的面部骨骼轮廓效果，有助于术前沟通和术中掌握截除下颌骨位置及骨量（图 7-5）。

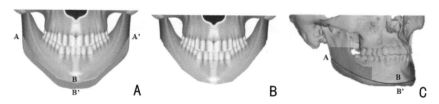

A. A-A'为下颌角区截骨最高处（平咬𬌗平面），B-B'距离为术前设计截除骨量；
B. 完成全下颌缘 U 形截骨后；C. 蓝色部分为打磨区，红色部分为截骨区。

图 7-4　术前截骨模拟

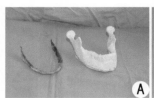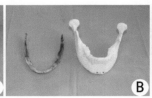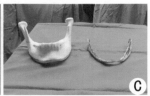

图 7-5 术前在模型上模拟术中截骨线位置

5. 手术步骤

口内入路全下颌缘 U 形截骨术均采用经鼻气管插管全身麻醉。经鼻气管插管全身麻醉成功后，75% 酒精消毒面颈部皮肤，常规消毒铺巾后，0.5% 的稀释碘伏消毒口鼻腔黏膜。取双侧下颌升支前缘偏颊侧 0.5 cm 至前庭沟中线唇侧约 0.5 cm 为切口线，切口线呈半环形（U 形），用 0.5% 利多卡因 +1 ： 200 000 肾上腺素于黏膜下行局部浸润麻醉，用 15 号圆刀切开黏膜后用电刀切开黏膜下组织及骨膜层，用骨膜剥离子于双侧下颌骨行脱套剥离，完全暴露颏神经，并注意保护。在切开颏部肌肉时，应适当保留部分颏肌在下颌前部的牙根部位的外侧骨板上，为关闭切口时颏肌的对位缝合保留足够的组织。另外，剥离颏部时应注意在保证截骨完全基础上，尽可能保留下颌骨后缘颏肌附着，以免影响术后骨骼血供。大橄榄磨球均匀打磨两侧下颌体部、角区及颏部外板，注意勿磨透外板暴露骨髓以免截骨时导致外板骨折和骨髓腔出血，在颏神经周围用较小磨球进行打磨，操作时须仔细保护颏神经。用小圆磨球沿设计截骨线打磨出沟槽后，形成截骨线，用摆锯沿沟槽做下颌角区和体部弧形截骨，用往复锯做颏体部及颏下缘截骨，将下颌骨内外板截透。下颌骨体部截骨线在下齿槽神经管下

笔记

方，颏部截骨线位于颏孔下至少 5 mm，避免截骨时伤及下齿槽神经血管束。若需同时行下颌角截骨，下颌角升支后缘截骨线高度一般不高于咬𬌗平面。双侧截骨线完全贯通后完成 U 形截骨。用骨凿撬动，确认骨块完全离断后，用往复锯分别在双侧颏神经外侧 5 ~ 10 mm 处将下颌体下缘骨块截断，分段取出截除骨块（图7-6）。大磨球打磨截骨缘不平整处，用打孔钻于颏下缘正中及两侧打 3 个孔，将剥离的颏肌连同骨膜用 4-0 可吸收缝线缝合于下颌骨下缘以恢复软组织的稳定性。仔细用稀释碘伏及生理盐水冲洗术腔，检查有无活动性出血。为保证术后良好的愈合及正常下唇部形态，应进行严密而仔细的缝合。4-0 可吸收缝线缝合骨膜层，用 1-0 号或 1 号丝线间断对位缝合黏膜切口。双侧下颌角术区各留置引流管一根。妥善加压包扎固定术区（图 7-7）。

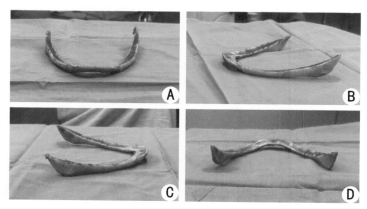

A. 截除骨块正面观；B. 截除骨块左侧 45° 侧面观；
C. 截除骨块右侧 90° 侧面观；D. 截除骨块后面观。

图 7-6　取出三段骨块经骨蜡拼接

笔记

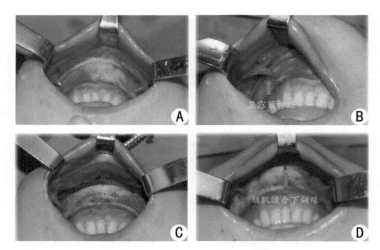

A、B. 取双侧下颌升支前缘偏颊侧 0.5 cm 至前庭沟中线唇侧约 0.5 cm 为切口线，切口线呈半环形，0.5% 利多卡因 +1 ∶ 200 000 肾上腺素于黏膜下行局部浸润麻醉后，用 15 号圆刀切开黏膜后使用电刀切开黏膜下组织及骨膜层，用骨膜剥离子行下颌骨脱套剥离，完全暴露颏神经。C. 大磨球均匀打磨两侧下颌体部、角区及颏部外板，用小磨球沿设计截骨线打磨沟槽，摆动锯沿沟槽做下颌角区和体部弧形截骨，用往复锯做颏体部及颏下缘截骨，双侧截骨线完全贯通后完成截骨。颏部截骨线位于颏孔下至少 5 mm，避免截骨时伤及下齿槽神经血管束。D. 用往复锯分别在双侧颏神经外侧 5 ~ 10 mm 处将 U 形骨块截断，取出骨块，打磨截骨缘不平整处，于颏下缘打 3 个小孔，将剥离的颏肌连同骨膜用 4-0 可吸收缝线缝合于下颌骨下缘以恢复软组织的稳定性。

图 7-7 手术步骤

6. 术后护理

术区用纱布、棉垫及绷带加压包扎固定。为防止术区出现肾上腺素反跳性出血，可在手术后 4 小时内用冰袋垫、纱垫对术区进行适当压力的局部冷敷，并注意观察术后口底肿胀情况。严重的口底血肿及肿胀容易将舌体推向后方，影响呼吸道的通畅。术后第 1 天即可开始口腔护理，保持口腔湿润状态及进食后口腔内无食物残渣。术后第 2 ~ 3 天视引流量情况拔除术区引流。术后第 3 天即可应用儿童软毛牙刷刷牙，术后第 5 天将加压包扎敷料拆除更换成弹力头套后即可出院。术后 8 ~ 10 天拆除口腔内缝线。术后开始饮食的时间按个人情况尽早恢复，一般从少渣全流质饮食开始慢慢过渡到半流质饮食，出院后可恢复至普食。

7. 口服药物治疗

术后预防性口服抗生素 5 ~ 7 天，可服用甲钴胺片促进感觉神经恢复，服用草木犀流浸液片或迈之灵片促进术后消肿，应用康复新液或替硝唑漱口液保持口腔卫生。

8. 出院后注意事项

术后 1 个月内禁烟酒，勿做剧烈运动及进食辛辣刺激的食物。术后 1 个月内勿暴力揉搓皮肤，勿进食补气补血、活血化瘀的药物及食物。术后佩戴弹力头套 3 个月，术后半年以后返院复查。

【典型病例】

病例一：患者，女性，23 岁，自觉下面部过长过宽要求手术治疗。诊断：①发育性下颌角肥大；②发育性宽颏；③发育性长颏。患者术前下颌曲面断层片显示下牙槽神经血管束位置偏低，鼻底至口裂间距与口裂至颏下间距比为 1 ：1.87，于 2016 年 12 月行下颌骨 U 形截骨术 + 下颌骨骨质打磨术，术后鼻底至口裂间距与口裂至颏下间距比为 1 ：1.5，恢复良好，术后早期诉轻微下唇麻木，半年后随访下唇麻木感消失。随访患者对面型改善满意，术后无软组织松垂等表现（图 7-8）。

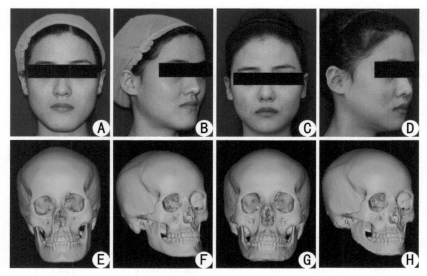

A. 术前正面观；B. 术前右侧 45° 侧面观；C. 术后正面观；D. 术后右侧 45° 侧面观；

E、F. 术前颅骨 CT 三维重建图像；G、H. 术后颅骨 CT 三维重建图像。

图 7-8 下颌骨 U 形截骨术 + 下颌骨骨质打磨术术前及术后对比

病例二：患者，女性，20 岁，自觉面下部较长伴下颌角肥大要求行手术治疗，既往因下颌前突行正畸治疗及下颌升支矢状劈开术。诊断：①下颌角肥大；②发育性长颏；③下颌升支矢状劈开术后。术前鼻底至口裂间距与口裂至颏下间距比为 1 ∶ 1.67，于 2015 年 7 月行钛钉钛板取出术 + 下颌骨 U 形截骨术，术后鼻底至口裂间距与口裂至颏下间距比为 1 ∶ 1.2，术后诉下唇麻木，表现为两点辨别觉减弱，痛觉减弱，术后坚持服用营养神经药物治疗，术后 1 年随访诉下唇麻木感基本恢复，患者对面型改善满意（图 7-9）。

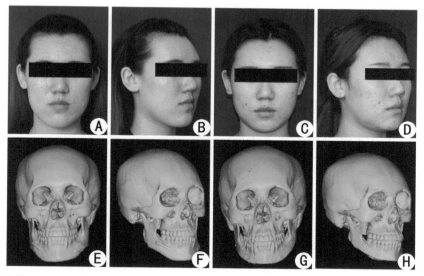

A. 术前正面观；B. 术前右侧 45° 侧面观；C. 术后半年正面观；D. 术后半年右侧 45° 侧面观；
E、F. 术前颅骨 CT 三维重建图像；G、H. 术后颅骨 CT 三维重建图像。

图 7-9　钛钉、钛板取出术 + 下颌骨 U 形截骨术术前及术后对比

【并发症及处理】

1. 下唇麻木

与颏体部截骨时对颏神经的牵拉有关，颏神经支配区域麻木大多数情况下可自我恢复，出现这种情况可术后口服甲钴胺片或进行电刺激加快康复治疗，若在术中发现因牵拉过度导致颏神经断裂，应即刻进行神经吻合。

2. 术后出血或血肿

多因术中止血不确切及术后包扎位置及松紧度不适宜，或术后骨骼创面及剥离软组织创面反跳性渗血导致。此外，极少数情况下口内切口靠外误伤颊动脉，截骨时误伤及下颌管内下齿槽神经血管束或损伤面静脉或面动脉也会造成较大出血。

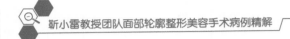
3. 皮肤软组织下垂

与手术过程下颌骨剥离范围过大有关，术中应在顺利完成手术前提下，尽可能减少软组织及骨膜剥离，必要时对剥离的肌肉进行复位缝合。术后戴好弹力头套，有助于软组织附着。手术半年后可以进行下颌下缘脂肪抽吸术以改善下颌缘软组织松垂状态。对年龄较大、术前下颌缘较松弛的患者，还可一期用面部提升术方法以减轻术后软组织下垂，获得更好的面部外观。

4. 其他并发症及处理

术区感染及切口愈合不良与血肿产生及术后口腔护理不当有关，一旦出现须及时换药，严重者需清创并重新放置引流管或二次缝合切口；面神经损伤与术中操作不当有关，应最大程度地避免此类并发症。术后口唇皮肤挫伤及撕裂伤早期可通过局部应用抗生素软膏，尽早应用抗瘢痕药物进行瘢痕预防性治疗。

第八章
颏成形术

颏成形术是一个相对全面的概念。凡是涉及矫正颏部发育过度（宽颏、长颏）、发育不良（颏后缩）及颏部偏斜（偏颏）等在颏部前后（侧貌前后方向）、上下（垂直方向）、左右（正貌水平方向）及颏部宽度等三维方向畸形的多种手术均可称为颏成形术。由于本书已详细阐述了面部轮廓美学、下颌颏体部整形的内容，本章重点介绍针对颏后缩、宽颏、偏颏、长颏等情况进行的颏部水平截骨前移及颏体部斜形截骨手术。

对于颏点的美学定位，普遍认为在软组织的鼻根点和鼻下点做垂直于法兰克福平面的两条垂线（图 8-1），正常人群的颏点应位于两条垂线之间，不在此范围可被定义为小颏或者巨颏。

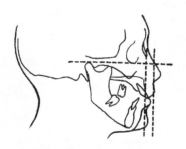

图 8-1 颏点的美学定位

【临床表现】

基于导致颏部畸形产生的解剖因素不同，该类疾病临床表现有其典型特点。临床工作中最为常见的是颏部前后向发育不足，即颏后缩畸形。严重者侧面观为典型的"鸟嘴"状。部分病例为小颏伴有小颌畸形，即下颌体和升支亦存在发育不足，伴有或不伴有咬殆异常。

颏部的偏斜畸形表现为水平方向颏中线与面部正常中线的相对偏移。可由先天性和后天性的因素导致，先天性的因素如第一、第二鳃弓发育障碍引起的半侧颜面短小和髁状突发育异常；后天因素中，髁状突的外伤对髁状突正常发育产生影响，往往会涉及整个下颌骨的发育不对称，要达到满意的手术效果，单纯的颏部截骨作用是有限的，应依据偏斜的具体情况进行复合手术的设计。对于颏部局部骨质发育异常，且不伴有上下颌咬殆异常者，通过颏部截骨后对骨块进行旋转和调整往往可以达到满意的效果。对于有颏部人工材料或者假体植入史的患者，术前应精确评估原颏部发育情况，以便术中把控骨块的位移。

笔记

【手术适应证】

（1）前移或者后退颏部，矫正颏部后缩或者前突畸形。

（2）颏部截骨后水平移动，矫正颏部偏斜等不对称畸形。

（3）缩短颏部高度，矫治长颏畸形。

（4）增加颏部高度，矫治颏部垂直向发育不足。

（5）缩窄颏部宽度，矫治宽颏畸形。

（6）与其他颌面手术配合，矫正复杂的颅颌面畸形。

【手术禁忌证】

（1）月经及妊娠期妇女，凝血功能异常的患者群体。

（2）精神疾病患者及各种心理障碍患者。

（3）有严重代谢性疾病或者全身健康状况不适宜择期手术者。

（4）对手术部位定位不明确、手术预期过高、心理预期过高的患者。

（5）手术部位存在外伤或者感染等不适宜相关手术的患者。

【手术方法】

1. 颏部水平截骨整形术

患者取仰卧位，经鼻气管插管成功后，常规 75% 酒精消毒面部皮肤 3 次，铺无菌单，稀释碘伏消毒口、鼻腔 3 次，纱布填塞咽后壁。

于口腔下颌前庭沟底部做切口，切口位于两侧第一前磨牙之间，0.5% 利多卡因 +1 ∶ 200 000 肾上腺素局部浸润麻醉，沿设计线切开黏膜，切口斜向骨表面，以便于保留尽量多的颏肌，电

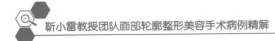

刀依次切开黏膜下肌肉及骨膜，剥离子沿骨膜下剥离，两侧可见颏神经孔，予以仔细分离周围组织，防止损伤颏神经，颏下缘保留适量肌肉与骨的连接。

裂钻标记下颌骨中线及颏部双侧纵行标记线（图 8-2），沿颏孔下 3 ~ 5 mm 标记水平截骨线，避免损伤颏神经（图 8-3）。往复锯沿截骨线依次切开全层颏部骨质（图 8-4），应注意操作深度，减少对舌侧软组织的机械性损伤，若有残余的连续骨质，必要时可用骨凿轻轻冲击松动截断的颏部骨块，使其带肌肉蒂游离。

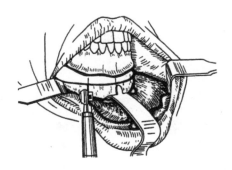

图 8-2 裂钻标记下颌骨中线及颏部双侧纵行标记线

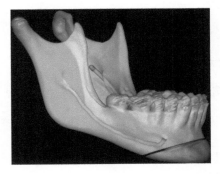

图 8-3 沿颏孔下 3 ~ 5 mm 标记水平截骨线，
术中注意避免损伤颏神经

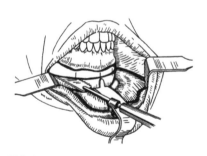

图 8-4 往复锯沿横行标记线依次切开全层颏部骨质，注意操作深度，
减少对舌侧软组织的机械性损伤，若有残余的连续骨质，必要时可
用骨凿轻轻冲击松动截断的颏部骨块，使其带肌肉蒂游离

依据术前设计将骨块适度前移，使用牙科钻在颏骨两断端钻孔，以钢丝穿出牵拉游离端，模拟不同的固定位置，以评估美容效果（图 8-5）。远端骨段可单纯水平前移，也可以稍稍向下倾斜，能同时增加颏部长度。上下截骨平面建议有一定程度的接触面，或者适度植入松质骨以减少骨愈合不良风险，到达拟内固定位置时应保证已剥脱的骨膜与肌肉充分游离，防止术后牵拉可能导致的复发。依据设计将骨块适度前徙或后移后，截骨断端使用 L 型钛板 2 枚、钛钉 8 枚或工型板充分固定。用磨球均匀打磨下颌缘处使截骨线过渡自然，并调整双侧对称性。手术效果模拟见图 8-6。

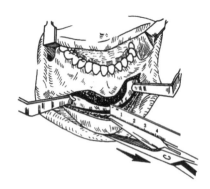

图 8-5 使用牙科钻在颏骨两断端钻孔，以钢丝穿出牵拉游离端，
模拟不同的固定位置，以评估美容效果，将骨块适度前移

99

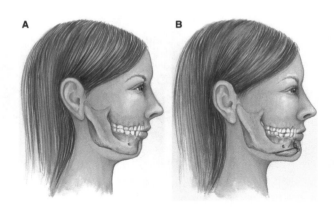

图 8-6 手术前后效果临床表现

稀释碘伏水反复冲洗残留碎骨和积血后，逐层缝合骨膜、肌肉层和黏膜层，颏肌的对位缝合可以有效避免下唇外翻和下前牙暴露过多，避免内翻缝合。缝合应仔细对位唇中线，避免术后造成下唇形态异常。

单纯的颏部手术可不使用引流管，合并双侧下颌角区域的复合手术时，可依据情况留置充分时间的负压引流管。

2. 颏部双台阶型（阶梯状）截骨整形术

部分患者颏后缩严重，颏部需要前徙距离超过了下颌正中联合处的骨质全层厚度，沿用原有水平截骨前移术式难以达到良好的效果，前移过多还可能导致骨段间缺乏足够接触，影响骨愈合。颏部双阶梯截骨整形术则是通过两个平行的颏部骨切开线，形成两个可分别前徙的带软组织蒂的颏部骨块，从而可以形成递进前徙，进一步增加了颏部前后向长度（图 8-7、图 8-8）。前徙骨段通过钛板钛钉进行固定。

该术式的优点在于，骨断面间充分接触可提高愈合程度，此外能有效减轻单层颏部水平截骨前移距离过多导致的颏唇沟过深的情况。但应用该改良术式必须注意两点：一是选择病例的颏部必须具有足够的高度，从而保证顺利完成双重骨切开术，并且每个切开前徙的骨块高度以不少于 7 ~ 8 mm 为宜；二是在手术操作中，应首先完成下方骨块的切开，然后再完成上方的骨切开，否则在活动的颏部骨块上进行二次骨切开时会增加许多困难。

前徙后的骨块上方往往形成较大的腔隙，容易引起感染及愈合不良，因此，也可在腔隙内植入松质骨。

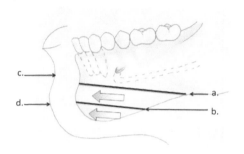

a、b. 双阶梯截骨线；c. 颏唇沟点；d. 软组织颏前点。

图 8-7　阶梯状截骨

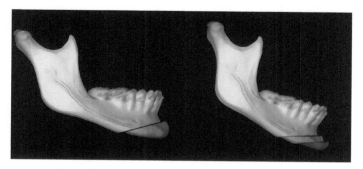

左侧：颏部水平截骨前移。右侧：颏部阶梯状截骨前移。

图 8-8　颏水平截骨与阶梯状截骨

3. 颏部缩窄术

针对颏部较宽的患者可采用截骨方式进行缩窄，目前常用的

　　方式包括颏部斜形截骨及"T"形截骨术，两者都可以与下颌角截骨术联合矫正面下部过宽的问题。颏部斜形截骨缩窄术手术步骤详见第五章，其与下颌角截骨联合即下颌角超长弧形截骨术，如同时伴有长颏畸形，可行全下颌缘 U 形截骨术（详见第十章），缩窄颏部的同时缩短其长度。颏部缩窄后宽度变化见图 8-9。

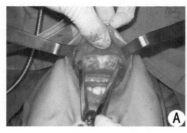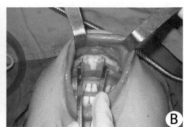

A. 术前颏部宽度约 4 cm；B. 术后颏部宽度约 2 cm。

图 8-9　颏部斜形截骨缩窄术后宽度变化

　　颏部"T"形截骨：先行水平骨切开术，而后在切开后的骨块上根据所要缩窄的宽度截除相应的骨量，然后将两个骨块拼接后固定。注意截骨后颏部两侧的骨台阶也要相应进行打磨或截骨处理，其常常与下颌角截骨术联合，即"V-Line"截骨术。手术示意图见图 8-10。

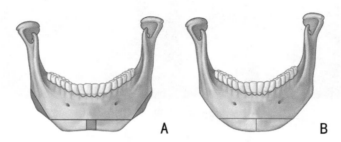

A. 截骨线设计及截骨量；B. 截骨后效果。

图 8-10　V-Line 截骨术

4. 颏部偏斜矫治术

颏部偏斜矫正手术需要根据患者具体的情况进行系统的术前设计，通常应首先标记出患者的面中线，在颏部标记出颏中线，之后按照前述步骤进行水平截骨，依据具体的病情将远端骨块进行移动和旋转，在其与面部中线达到一致后，予以固定（图 8-11）。

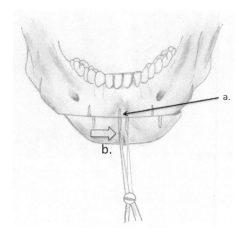

图 8-11　颏部向右偏斜，截骨后水平左移

【典型病例】

患者，女性，31 岁，主诉"面下部短小后缩 10 年余"，行"颏部水平截骨整形术，小钛板内固定术"。术中依据术前设计将骨块适度前移，使用牙科钻在颏骨两断端钻孔，以钢丝穿出牵拉游离端，模拟不同的固定位置评估美容效果后，截骨断端使用 L 型钛板 2 枚、钛钉 8 枚或工型板充分固定。用磨球均匀打磨下颌缘处使截骨线过渡自然，并调整双侧对称性。患者手术效果满意，术后 10 个月复查，面下部形态改善明显（图 8-12、图 8-13）。

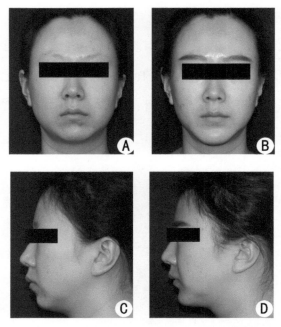

A. 术前正面照；B. 术后正面照；C. 术前侧面照；D. 术后侧面照。

图 8-12　术前及术后 10 个月对比照

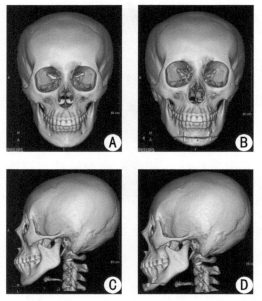

A. 术前正面观；B. 术后正面观；C. 术前侧面观；D. 术后侧面观。

图 8-13　术前及术后 5 天头颅 CT 三维重建片

【术后并发症及处理】

1. 麻醉及心、脑、肺血管意外

与麻醉药物过敏、药物用量控制不佳、机体对麻醉药物的异常反应及患者本身患相关基础疾病有一定关系，可以通过详细完整的术前麻醉评估及术中实时监测将风险尽量降低。

2. 出血与血肿形成

由于面部血供丰富，软组织疏松，术中创面渗血处理不当可致局部肿胀淤血或血肿形成。术中使用钻、磨球等器械时需要小心操作，并使用拉钩保护软组织，避免将其卷入引起出血。根据情况可填塞止血纱布、电凝止血或可用骨蜡填塞止血。术区放置引流片、引流管，术后加压包扎也是防止伤口渗血和血肿形成的有效措施。嘱患者切忌激烈活动头颈部，术后 3 日内酌情使用全身止血药物，关注术区引流管通畅度、引流量、颈部是否肿胀淤青、舌体活动度。对于少量未机化血肿（触感柔软）可经皮或经口腔切口针刺抽吸后加压包扎；部分机化血肿（触感稍韧）可拆除口腔切口缝线，负压抽吸、冲洗后加压包扎；术区活动性出血，需进行二次手术止血处理；术后形成明显血肿、面部严重肿胀及压迫呼吸道等情况应该及时尽早进行血肿清除术。

3. 伤口感染

术中彻底消毒口腔及面部，术后嘱患者保持口腔清洁，每日进食后需要及时进行口腔内伤口清洁，术前、术后需予以抗生素预防感染，手术时间超过 6 小时术中需要使用抗生素。此外，术后血肿形成是继发感染的重要原因，因此防止血肿形成是预防感染的关键措施。在伤口内短期放置引流管，有利于引流出伤口渗出物和面部消肿。若出现感染需拆除口腔切口缝线，以稀释碘伏、过氧化氢溶液、生理盐水彻底冲洗术区，放置引流管，使用抗生素。

4. 局部麻木不适、感觉减弱

部分患者术后可出现颏部暂时性的感觉减弱，局部麻木、不适，这可能与术中剥离范围过大、术中截骨震荡、颏神经牵拉损伤、术后组织肿胀等造成该区域颏神经暂时性的损伤有关，一般术后3～6个月会逐渐好转。

5. 断端骨愈合不良，自体骨吸收

术中应注意骨块前移的程度，适量的截骨面重叠可以有效减少愈合不良。

6. 内固定松动后继发性偏颏

内固定松动后继发性偏颏，必要时可手术再次固定。

7. 颏部软组织下垂

出现这种情况的主要原因为术中软组织剥离过度，应予以避免。有的患者随着年龄增长，面部组织出现松弛，颏下软组织堆积明显，可行下颌脂肪袋抽吸术，改善颏颈角。

第九章
下颌角术后修复术

自 1949 年首次文献报道，下颌角截骨术已开展 70 余年，其手术技术不断创新和进步，是较成熟的面部轮廓手术。然而，部分患者术后仍出现截骨不足、截骨过多、双侧不对称、二次下颌角等轮廓欠佳的情况，需再次手术修复。下颌角二次手术难度大，风险高，缺乏文献报道。我们将在此章对术者的修复经验进行总结，以供参考。

【临床表现】

（1）下颌角肥大

大部分患者寻求下颌角二次手术的原因是首次手术截骨不足（图 9-1A）。多因初次手术时截骨相对保守所致，少部分由患者术后骨质严重增生引起。

（2）下颌下缘轮廓异常

截骨过多容易造成下颌升支过短、下颌下缘过于"陡峭"、下颌下缘局部凹陷等畸形外观（图 9-1B）。截骨不流畅或打磨不均匀，可导致下颌下缘或下颌骨侧面局部隆起突出。

（3）二次下颌角

美观的下颌下缘应具有柔和的弧度。截骨方法或截骨工具使用不当（如使用往复锯进行直形截骨），可导致截骨线平直，截骨线交点呈现角状凸起，即表现为二次下颌角（图 9-1C）。使用摆动锯进行长弧形截骨可避免二次下颌角的发生。

（4）宽颏

多由术前评估不足所致。部分下颌角肥大合并宽颏的患者应接受超长弧形截骨术，若仅行普通下颌角弧形截骨术，术后宽颏将更明显，并导致颏旁阶梯感（图 9-1D）。

（5）双侧不对称

可由双侧操作不对称所致。部分患者术前即存在双侧下颌骨不对称，若术中对称截骨，术后仍将呈现不对称的容貌（图 9-1E）。少部分患者双侧下颌骨对称，但双侧软组织容量有显著差异，也可能导致术后不对称的情况。应在术前充分评估，并如实告知患者，决定手术方案。

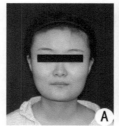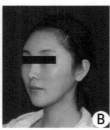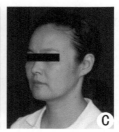

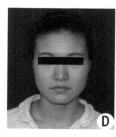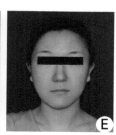

A. 下颌角肥大；B. 下颌下缘异常轮廓；C. 二次下颌角；D. 宽颊；E. 双侧不对称。

图 9-1　下颌角截骨术后常见轮廓问题

【手术适应证】

上述临床表现明显，且难以经软组织手术获得改善者需行下颌角截骨修复手术。轻度的双侧不对称、截骨过度及面下部肥大等可通过自体脂肪注射填充、咬肌 A 型肉毒毒素注射或颊脂垫切除术进行改善。

【手术禁忌证】

（1）凝血功能障碍，贫血，血糖、血压控制欠佳，有尚未控制的传染性疾病，内分泌疾病，心、脑、肝、肾等重要器官活动性或进行性疾病者。

（2）精神异常或有心理疾病，对自身条件缺乏正确认识，具有过度期望或非现实期望的患者。

（3）处于妊娠期、哺乳期或月经期的女性患者。

面部轮廓手术并非急症手术或限期手术，而是有计划的择期手术。术前应充分了解患者的既往史、心理健康状况及手术期望，忌盲目手术。

【手术方法】

1. 术前准备

（1）既往史

详细询问高血压、糖尿病、冠心病等慢性疾病史，以及手术史、药物史、过敏史、月经史、家族史等，主要目的是除外手术禁忌证。其中，对面部美容及轮廓手术史应进行重点了解。

（2）查体

观察静态及动态的面部表情和轮廓，判断有无任何组织器官或轮廓的不对称。通过触诊，判断软组织厚度是否对称，有无颞下颌关节强直及弹响。嘱患者张口，检查开口度，有无口内炎症或病灶，观察既往下颌手术的黏膜切口瘢痕。测量并记录视力、中面部及下面部宽度。

（3）辅助检查

完善血常规、尿常规、凝血功能、输血八项、血型及肝肾功能检查，并完善心电图、胸部 X 线片，以除外手术禁忌证。完善头颅正侧位 X 线片、下颌曲面断层片、髁状突经咽侧位片、头颅 CT 平扫及三维重建。

2. 手术设计

根据术前拍摄的头颅影像学资料，了解既往下颌角截骨术后的下颌骨形态，分析既往手术失败或不足的原因，掌握下面部与上中面部的比例关系。尤其在下颌曲面断层 X 线片上，确定下颌管的走行，判断下颌下缘与下颌管在各点的距离，确定修复方案。无经验或无把握者可使用术前模拟和三维打印模型，以便在术前确定修复方案。

修复手术不仅难度大，且并发症发生率相对较高。术前应与患者充分沟通，告知术后可能达到的效果及可能发生的并发症，达成共识，签署手术同意书。

3. 手术步骤

（1）切开及剥离

经鼻气管插管全身麻醉后，75% 酒精消毒面颈部皮肤 3 遍，铺无菌巾单。0.5% 碘伏消毒口鼻腔黏膜。0.5% 利多卡因 +1∶200 000 肾上腺素于黏膜下行局部浸润麻醉，沿上次手术切口瘢痕切开黏膜。如需同时行颏体部截骨，则做下颌缘全 U 形切口。切开黏膜后，改用电刀向深层切透骨膜。用骨膜剥离器行骨膜下脱套剥离。既往手术必定残留瘢痕组织，甚至可能已切除部分咬肌和骨膜，因此剥离难度较大。可用电刀在骨膜上纵向切开，以松解瘢痕，减少张力，利于术区暴露。谨慎而轻柔地紧贴骨面进行剥离，注意避开和保护颏神经。

（2）外板打磨

对于常规的下颌角截骨术，我们主张先进行矢状打磨，再进行弧形截骨。通过打磨，不仅能缩窄下面部宽度，还能有效暴露下颌升支、角区及下颌体下缘；下颌骨修复性手术亦是如此。只有充分暴露术区，才能高效完成手术，并最大限度地减少出血、骨折、截骨后轮廓欠佳等并发症。轻度的下颌下缘轮廓欠佳、二次下颌角或线条不流畅，可在打磨后得到改善。下面部双侧轻微不对称，也可通过较宽侧的骨面打磨进行改善。

用大橄榄磨球均匀打磨两侧下颌体部和角区外板至骨面可见少许点状渗血，具体区域为咬殆平面至第二前磨牙，一般在颏神经后方（图9-2A）。若患者存在宽颏，打磨区域需向前延伸至侧切牙，相当于超长弧形截骨的打磨区域（图9-2B）。为避免颏神经损伤，颏孔附近骨质用小圆磨球打磨。打磨时注意双侧对称性。

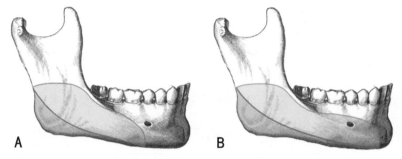

A. 在普通下颌角截骨术中，外板打磨区域（蓝色区域）和截骨线（红色线）始于咬殆平面，终于第二前磨牙，通常位于颏孔后方；B. 在超长弧形截骨术中，磨削区域（蓝色区域）和截骨线（红色线）向前延伸，至侧切牙附近。

图9-2 普通下颌角截骨术和超长弧形截骨术的手术区域

（3）截骨

用最小磨球标记截骨线并打磨成槽。用短摆锯沿截骨线截开外板，随后用长摆锯垂直截透内板。如需同时改善宽颏，用往复锯做颏体部的斜形截骨。由于既往下颌截骨所形成的下颌下缘参差不齐，且距离下颌管较近（图9-3），因此截骨过程中要格外小心，避免损伤下牙槽神经血管束。必要时需反复比对下颌曲面断层X线片。无经验的术者可在双侧标记截骨线后，先观察双侧对称度，再行截骨。

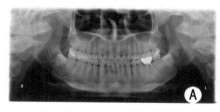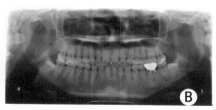

A.修复前可见不规则的下颌下缘距离下颌管极近，需在术前充分评估其相对位置；
B.修复时，几乎紧贴下颌管进行弧形截骨，手术难度大。

图 9-3 下颌角术后修复术前后，下颌管与下颌下缘的距离

对于下颌角区截骨不足的病例，摆动锯可能无法截断肥厚的升支后缘。切忌盲目暴力截骨，否则可导致大出血甚至升支骨折。可插入弯头骨刀，在牢固固定下颌骨并保护好颞下颌关节的前提下，轻轻凿开并离断下颌升支。

（4）移除骨段

附着于下颌骨的咬肌和翼内肌在既往手术中被剥离和损伤，术后重新附着并牵拉下颌骨下缘和内侧，使该处骨质不同程度地增生。在移除骨段前，必须保证附着肌肉的完全剥离，必要时使用电刀，防止肌肉撕裂出血。若骨段较长，可在颏孔下方将其截断，分段取出（图 9-4）。

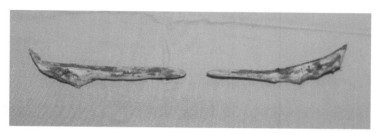

通过截除骨段，可见骨下缘及内侧不规则的骨增生，此为咬肌及翼内肌在既往下颌术后重新附着牵拉所致。故截骨后，需彻底松解、游离骨块，再行取出，减少出血。

图 9-4 下颌角术后修复术中所截除骨质

113

（5）二次打磨

再次打磨骨面和下颌下缘，使其弧度平顺自然，并再次确定双侧对称性。

（6）冲洗、缝合、加压包扎

止血，冲洗术区，沿双侧下颌下缘各放置一条引流管。4-0可吸收缝线间断缝合骨膜，1号丝线间断缝合颊侧黏膜，0号丝线间断缝合颏部黏膜。缝合力求快、准。随后立即加压包扎，适当压迫下颌骨面及下缘，尤其是角区，以减少出血。加压敷料下衬以凡士林油纱，保护皮肤。

并非对所有患者，都需进行上述步骤，而是根据患者的实际情况采取不同的修复策略。对于侧面观下颌轮廓柔和自然，但正面观下面部稍宽的患者，对外板进行充分打磨即能达到满意效果。对于截骨不足、下颌角仍肥大突出的患者，需再次行下颌角截骨术。对合并宽颊者，可行超长弧形下颌角截骨术。对于二次下颌角，可在平直的截骨线两端进行充分打磨或小范围的弧形截骨。局部截骨过多引起的下颌缘畸形可通过打磨得到一定改善，或通过对侧适当截骨以掩盖单侧的截骨过多，而达到双侧对称的效果。对于严重的过度截骨，应考虑植入自体骨或者Medpor（多孔高密度聚乙烯；Porex Surgical Inc.，美国）等人工骨材料，以矫正骨缺损；但患者通常拒绝该建议，而接受脂肪注射填充等软组织手术进行轮廓修饰和改善。

4. 术后护理

（1）术区用纱布、棉垫及绷带加压包扎固定。术后4小时内，用冰袋在加压敷料外进行冰敷。静脉予以镇痛、抗感染及止血药物。

（2）术后第 1 天开始口腔护理。进清淡流食后，立刻清洗口腔，保持口腔湿润、无食物残渣。术后 3 天可开始过渡至半流食，并应用小头软毛牙刷清洁牙齿。

（3）术后 48 小时视引流情况拔除引流管。修复术后拔除引流应更加保守。在引流通畅、切口干净、术区无血肿的情况下，单侧每日引流量小于 5 mL 可考虑拔管。

（4）术后 4 ~ 5 天拆除加压敷料。检查无血肿后，佩戴大小适中的弹力头套。复查影像学检查，若无异常，可出院。

（5）术后 10 ~ 14 天拆除口腔内缝线。

（6）术后 3 个月内佩戴弹力头套，禁烟酒，忌辛辣食物和剧烈活动，不可暴力揉搓面部，禁活血化瘀的药物及食物。术后 6 个月返院复查。

【典型病例】

病例一：患者，女性，29 岁，下颌角截骨术及膨体聚四氟乙烯隆颏术后 6 年。正面观下面部仍显宽大，宽颏，侧面观下颌角下缘形态欠佳。再次行超长弧形下颌角截骨术以重塑下颌下缘轮廓，并打磨下颌外板，同时取出颏部假体，行颏部截骨前移术。随访患者对面型改善满意（图 9-5、图 9-6、图 9-7）。

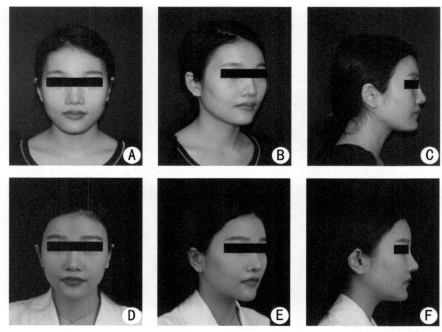

A. 术前正面观；B. 术前斜位观；C. 术前侧面观；D. 术后 18 个月正面观；
E. 术后 18 个月斜位观；F. 术后 18 个月侧面观。

图 9-5　下颌角术后修复术前后照片

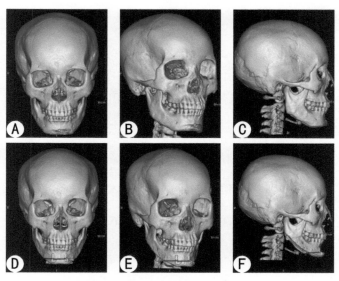

A. 术前正位；B. 术前斜位；C. 术前侧位；D. 术后第 6 天正位；
E. 术后第 6 天斜位；F. 术后第 6 天侧位。

图 9-6　下颌角术后修复术前后头颅 CT 三维重建

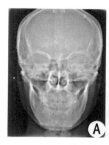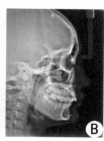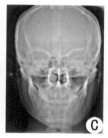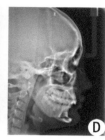

A. 术前正位；B. 术前侧位；C. 术后第 6 天正位；D. 术后第 6 天侧位。

图 9-7 下颌角术后修复术前后头颅 X 线片

病例二：患者，女性，27 岁，下颌角截骨术后 3 年。由于既往手术截骨较保守，且术后骨质增生较重，下颌角仍肥大，下面部宽大，宽颊。再次行超长弧形截骨，去除下颌角区、体部及颏部的部分骨质，充分打磨外板。随访患者对面型改善满意（图 9-8、图 9-9、图 9-10）。

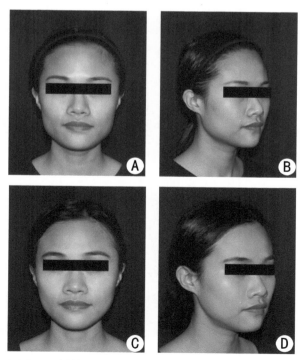

A. 术前正面观；B. 术前斜位观；C. 术后 3 个月正面观；D. 术后 3 个月斜位观。

图 9-8 下颌角术后修复术前后照片

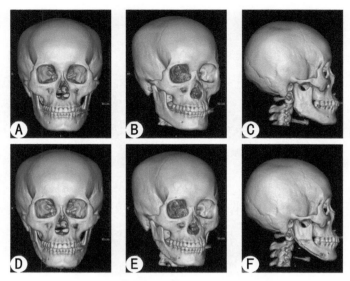

A.术前正位；B.术前斜位；C.术前侧位；D.术后第 5 天正位；
E.术后第 5 天斜位；F.术后第 5 天侧位。

图 9-9 下颌角术后修复术前后头颅 CT 三维重建

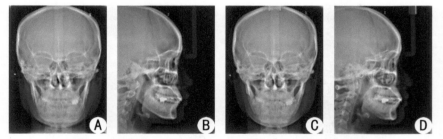

A.术前正位；B.术前侧位；C.术后第 5 天正位；D.术后第 5 天侧位。

图 9-10 下颌角术后修复术前后头颅 X 线片

【并发症及处理】

下颌角截骨术后修复术的并发症基本同下颌角截骨术。但因其是二次手术，骨质和软组织再次受到手术创伤，出现并发症的概率显著高于常规下颌角截骨术。因此，术前充分沟通、术中细致操作、术后精心护理都非常重要。常见并发症如下。

1. 颏神经损伤

下颌手术过程中，暴露术区、矢状打磨及截骨等操作均难免对颏神经造成一定的刺激和牵拉，因此颏神经损伤是较常见的并发症。主要表现为下唇及颏部皮肤的麻木或针刺感，多为暂时性症状，可自行恢复。术后口服甲钴胺片或进行神经电刺激等物理疗法可促进恢复。若在术中发现牵拉过度导致颏神经断裂，应用7-0单丝尼龙丝线进行神经吻合。

2. 面神经损伤

经口内入路行下颌手术不易损伤面神经。但在面动脉出血、使用电凝止血时，或同时行咬肌切除时，分离咬肌过浅或错误地将咬肌外层切除，则可能损伤面神经颊支和下颌缘支。表现为口角歪斜、无法鼓腮、口角下垂和流涎等临床症状。处理方法基本同颏神经损伤。

3. 出血和血肿

既往手术致使软组织结构变异，瘢痕形成，二次手术的剥离和牵拉使软组织出血较多，术后血肿的风险成倍增加。此外，下颌角再次截骨，骨断端髓腔渗血明显，术后加压包扎尤为重要。加压包扎过松是导致术后出血和血肿的最常见原因。术中止血不确切或患者术后不适当的头颈部活动也是部分原因。多表现为下颌下缘及颈部胀痛，可触及皮下血肿。少量渗血和轻微血肿仅需加压包扎和口内切口继续引流。若出血多、血肿持续增大，在经口内切口负压吸引或经皮穿刺仍无法改善的情况下，需再次手术清除血肿，彻底止血。术后短期可服用草木犀流浸液片或迈之灵促进消肿。

119

术中大出血较少见，多为不慎损伤血管所致。口内切口位置过高，可能切断颊动静脉。截骨位置过高，可能伤及下牙槽神经血管束，引起较严重的出血。升支后缘截骨时，可能损伤面后静脉，造成明显的静脉性出血。细致操作，充分暴露术区，保持视野清晰可减少此类事件发生。尤其在进行修复性手术时，务必谨慎截骨，量力而行，不可一味追求效果而损伤下颌管。不得已时，应进行主要血管的结扎。

4. 意外骨折

下颌升支处截骨过高，加之术中操作暴力，易使薄弱的乙状切迹意外骨折。或在升支后缘的骨皮质仍相连，就用骨刀强行离断下颌角的情况下，截骨线不易从粗大的升支后缘经过，反而从相对薄弱的乙状切迹走行，导致骨折。若术中发现骨折（可借助术中拍摄下颌曲面断层 X 线片来证实），切忌摘除下颌角骨段，否则将连同髁状突一并摘除。而应探明原截骨线的位置，用往复锯或摆动锯离断后，将下颌角去除。其他部位的骨折较少见。若术中同时拔除下颌阻生智齿，可能导致下颌角区的骨折。行下颌角术后修复手术时，避免同时行智齿拔除术。如术中出现明显骨折，需仔细探查骨折线的部位和方向，在保证原骀关系的前提下，行钛钉钛板坚强内固定术。术后颌间结扎及橡皮圈弹性牵引固定4 周。

5. 矫正不足

寻求修复性手术的患者，往往抱着极高的甚至不切实际的期待。部分患者的下颌管位置过低，无法充分截骨。即使行修复手术，也只能在保证安全的前提下，尽力而为，无法达到完美。截骨过多的患者，大多不愿接受自体骨或 Medpor 的植入，但自体脂肪注射填充的矫正有限，亦达不到完美的改善效果。一些患者上中面部也明显宽大，单纯行下颌角手术，无法获得满意的面型改善。因此，术者必须在术前对患者的面型和影像学检查做综合分析和评估，实事求是地告知患者可能达到的效果，不可随意夸大，以免造成医疗纠纷。

6. 感染

术区感染及切口愈合不良与血肿及口腔护理不当有关。一旦发生，需及时换药，严重者需清创并重新放置引流管或二次缝合切口。术后常规应用康复新液或替硝唑漱口液保持口腔卫生，可降低此类并发症发生概率。

7. 口角与周围软组织损伤

口内手术的视野往往有限。有时为充分显露截骨部位，过度牵拉软组织可导致口角损伤。术中使用的磨球、往复锯、摆动锯等器械在高速转动的过程中也极易误伤软组织。术者应熟练应用此类器械，掌握好支点。同时，用凡士林油纱保护口周软组织，并在口角涂抹足量红霉素眼膏，可有效防止和减轻此类并发症。

第十章
正颌术后下颌轮廓整形术

　　我们在临床工作中发现部分存在咬𬌗畸形的患者在接受正颌手术（如下颌骨升支矢状劈开截骨术）后仍存在下颌缘轮廓不佳、颏部偏斜、双侧不对称、面下部比例不协调等问题，这对于追求容貌美的患者来说是一种缺陷。正颌术后面下颌轮廓不流畅的原因主要是下颌骨在垂直方向上发育过长、下颌升支发育不对称造成下颌及颏部偏斜、双侧不对称，单纯行正颌手术，矫正异常的咬𬌗关系仍无法完全解决轮廓问题。也有部分术后患者因骨块移动后形成骨台阶或骨缺损，导致下颌缘不流畅。针对不同面型特点，正颌术后下颌轮廓整形术包含多种术式，包括下颌角骨弧形切除术、下颌骨外板打磨术／劈开术、面部脂肪填充术等。我们根据不同患者面部形态特点个体化设计手术方案，目的是使患者面部轮廓更流畅及面部比例更协调，符合东方人审美观。

【手术适应证】

（1）面部轮廓不流畅，比例不协调，面下 1/3 过长或宽大，下颌角向后向下突出，下颌骨下缘可扪及骨缺损或突起，造成局部凹陷及阶梯感。

（2）长颏畸形，指面下 1/3 中的下唇颏高与上唇高比例失调，颏部过长，从而使面中部与面下部的比例关系失调，影响美观。

（3）偏颏，颏部不对称畸形，包括颏在三维方向上的各种不对称，情况较复杂。最常见的是颏中线偏离面中线，两侧下颌骨下缘高度不一致造成颏中线歪斜。原因多为发育过程中双侧下颌骨发育不一致，部分患者可因半侧颌骨肥大畸形或轻度半侧颜面短小等导致。

（4）既往行下颌骨升支矢状劈开术等涉及下颌骨的正颌手术。

【手术禁忌证】

手术禁忌证包括择期美容手术的一般禁忌证，包括：既往有心、肺、肝、肾等重要器官疾病的患者；凝血功能异常或服用抗凝药物者；处于妊娠期、哺乳期或月经期的女性患者及精神不正常或有心理障碍者等。另外，由于既往正颌手术对求美者面中、下部改变较大，需要一定的时间接受新的容貌。如果医生术前缺乏对患者的心理评估，患者自己缺乏必要的心理准备或者性格不成熟，术后可能会出现无法接受面容改变的情况，甚至会产生不必要的纠纷。因此，对于正颌术后下颌轮廓整形术的求美者而言，心理评估较为重要，建议求美者充分了解自身情况及可能出现的变化后再行轮廓整形术。

【手术方法】

1. 术前准备

①完善血常规、生化检查、凝血功能、传染病筛查、尿常规等检查；②完善心电图、胸部 X 线正位检查；③完善头颅正侧位片、头颅 CT 平扫＋颅骨三维重建、下颌曲面断层 X 线摄影及髁状突经咽侧位片（图 10-1、图 10-2），有条件的患者进行术前计算机辅助设计及头颅骨骼三维打印（图 10-3）。

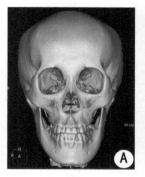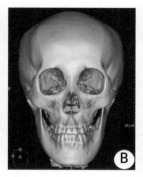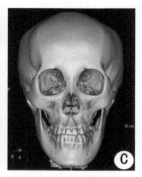

A. 正颌术前头颅 CT 三维重建；B. 正颌术后下颌轮廓修饰术前头颅 CT 三维重建；
C. 钛钉钛板取出术＋全下颌缘 U 形截骨术后头颅 CT 三维重建。

图 10-1 头颅 CT

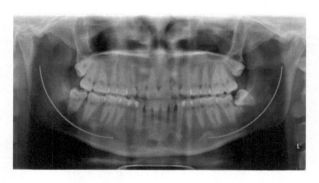

图 10-2 下颌曲面断层 X 线片确定下齿槽神经管的位置
（红线标记为下齿槽神经管位置）

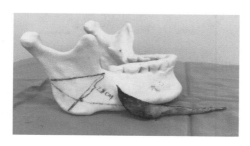

图 10-3　术前进行头颅骨骼三维打印有助于术中更精准地把握截骨量及截骨位置

2. 采集病历

询问求美者既往正颌手术情况、正畸治疗情况；既往有无高血压、糖尿病等慢性疾病；近期有无重大疾病；有无服用活血药物、抗凝药物等；有无药物及食物过敏史。女性需避开月经期。

3. 入院专科查体

检查时患者保持站位或坐位，检查的重点是颜面各结构间的比例关系。检查时患者挺胸坐直，头颈部肌肉放松，平视前方，使头部保持自然位置。

（1）正面观：面部可分成上、中、下三部分，称为"三庭"。测量三庭的比例及长度，观察面部是否对称，检查皮肤是否有感染、颏部感觉有无异常等。中庭：测量内眦间距及鼻翼宽度，观察双侧颧骨突度及对称性，检查鼻旁及眶下区的软组织的丰满度。下庭：检查唇部在自然松弛状态下，上唇与上下切牙的位置关系，检查自然放松状态下上下唇间隙距离，检查唇突度、丰满度及形态，测量下颌角点宽度。

（2）侧面观：观察患者面型，观察鼻根及鼻尖高度，观察颏部突度，测量鼻唇角；测量上唇高度与唇颏高度的比值；观察上中切牙的突度及上中切牙与上唇关系，测量上下唇唇红与 Ricketts

笔记

审美平面的距离，测量下颌角开张度。

（3）检查颞下颌关节，包括开口度、开口型，关节有无疼痛、弹响及其他杂音，确保无重大器质性病变。

（4）进行 X 线头影测量分析。

4. 手术步骤

依据手术方法可分为口内入路下颌骨整形术及面部脂肪填充术。多数病例需要将正颌手术固定的钛钉钛板同时取出，而后根据术前评估下颌骨具体情况，采用不同的手术方式进行面下部轮廓修整（图 10-4）。

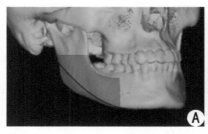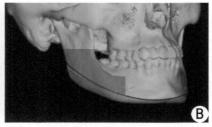

A. 对于因下颌远心骨段后退导致下颌角相对肥大突出的患者，可采用口内入路下颌角骨弧形切除术 + 下颌骨骨质打磨术；B. 对于下颌角肥大合并长颏的患者，可采用口内入路全下颌缘 U 形截骨术 + 下颌骨骨质打磨术（红色部分为截骨区，蓝色部分为下颌骨骨质打磨区）。

图 10-4 根据不同患者的下颌骨形态制定个体化修饰方案

下颌骨整形术包括下颌角骨弧形切除术（见第四章）、下颌角超长弧形切除术（见第五章）、口内入路全下颌缘 U 形截骨术（见第七章）、颏成形术（见第八章）等。需根据不同患者的具体情况采取个性化设计的手术方案。对于仅有正面观不对称的患者，可对外板进行打磨或劈开即能达到双侧对称的效果。对于下颌角因远心骨段后退导致相对肥大突出的患者，需行下颌角截骨术。对合并宽颏者，可行下颌骨超长弧形截骨术。对合并长颏畸形的患者，可行全下颌缘 U 形截骨术（图 10-5）。对仅有偏颏的患者，可行颏成形术纠正偏颏畸形。对于正面观轻度不对称或下颌缘局部凹陷且不愿再次行截骨手术的患者，可通过面部脂肪填充术等软组织手术进行轮廓修饰和改善。

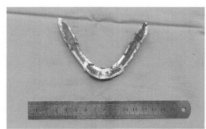
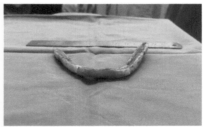
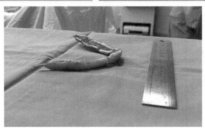

合并长颏畸形的患者可采用下颌缘 U 形截骨术对正颌术后遗留的欠佳的
下颌缘轮廓进行修饰（详见第七章）。

图 10-5 下颌缘 U 形截骨术截除骨质

面部脂肪填充术：脂肪的收集过程遵循 Coleman 法。吸脂肿胀液配比为 1000 mL 生理盐水 +200 ~ 400 mg 盐酸利多卡因注射液 +1 mg 盐酸肾上腺素。术区肿胀麻醉后，采用直径为 2 mm 或 2.5 mm 的尖头吸脂针及 20 mL 负压注射器从腹部或大腿部抽取适量的脂肪混合液（包含肿胀液），将脂肪混合液经沉淀离心后获得纯脂肪，或利用棉垫过滤法获得纯脂肪。接着将获得的纯脂肪转入 1 mL 螺纹注射器中，用钝头面部注脂针按患者面部形态特点行面部脂肪填充术。

5. 术后护理

术后护理同全下颌缘 U 形截骨术。术区用纱布、棉垫及绷带加压包扎固定。手术后 4 小时内用冰袋垫、纱垫对术区进行适当压力的局部冷敷，减少出血。术后第 1 天即可开始口腔护理，保持口腔湿润状态，进食后漱口以避免食物残渣。术后第 2 ~ 3 天视引流量情况拔除术区引流管。术后 3 天即可应用儿童软毛牙刷刷牙，术后 5 天将加压包扎敷料拆除更换成弹力头套后即可出院。术后 8 ~ 10 天拆除口腔内缝线（该时间可适度延长）。术后开始饮食的时间按个人情况尽早恢复，一般从少渣全流质饮食开始逐渐过渡到半流质饮食，出院后可恢复至普食。如从腹部或者腿部吸脂，吸脂区常规用棉垫加压包扎，术后 1 天换药，面部注脂针眼涂抹红霉素眼膏，并更换弹力腹带或弹力衣辅助吸脂区塑形。术后 7 天拆除吸脂针眼缝线。

6. 口服药物治疗

截骨手术术前预防性应用抗生素 48 小时。术后可服用甲钴胺片促进感觉神经恢复，服用草木犀流浸液片或迈之灵片促进术后消肿，应用康复新液或醋酸氯己定漱口液保持口腔卫生。如行面部脂肪填充术，术后可服用草木犀流浸液片或迈之灵片促进术后消肿。

7. 出院后注意事项

术后 1 个月内禁烟酒，勿做剧烈运动及进食辛辣刺激的食物，勿暴力揉搓术区皮肤，勿进食补气补血、活血化瘀的药物及食物。术后 3 个月内佩戴弹力头套进行塑形。术后 6 个月返院复查。

【典型病例】

病例一：患者，女性，26岁，既往因下颌前突行下颌骨升支矢状劈开术及正畸治疗，目前因自觉面下部过宽过长伴下巴偏斜1年入院。诊断为：①下颌角肥大；②偏颏畸形发育性；③长颏发育性；④下颌骨升支矢状劈开术后。于2018年3月行钛钉钛板取出术＋全下颌缘U形截骨术，术后长颏及偏颏畸形改善。因术中颏神经牵拉，术后患者自觉下唇麻木，予以口服营养神经药物对症处理，术后半年随访时下唇麻木感已恢复，患者对面型改善满意（图10-6）。

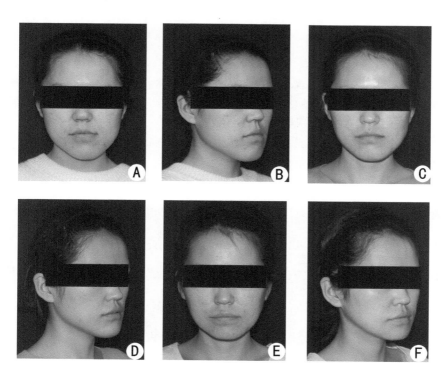

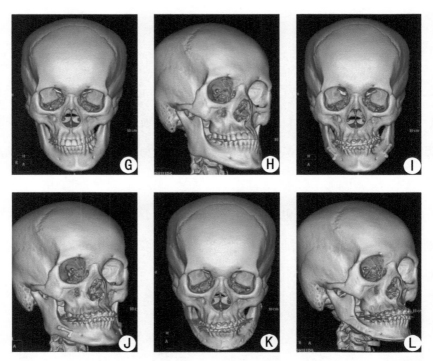

A、B.正颌手术术前正、侧面观；C、D.全下颌缘 U 形截骨术术前正、侧面观；E、F.全下颌缘 U 形截骨术术后正、侧面观；G、H.正颌手术术前颅骨 CT 三维重建图像；I、J.全下颌缘 U 形截骨术术前颅骨 CT 三维重建图像；K、L.轮廓整形术术后颅骨 CT 三维重建图像。

图 10-6　正颌术后下颌轮廓整形术术前术后对比

　　病例二：患者，女性，21 岁，既往因下颌前突行下颌骨升支矢状劈开术及正畸治疗。此次因自觉面下部过长 1 年入院，诊断为：①长颏发育性；②下颌骨升支矢状劈开术后。术前上庭∶中庭∶下庭比例为 6∶6∶7，于 2019 年 6 月行钛钉钛板取出术 + 全下颌缘 U 形截骨术，术后长颏畸形改善，三庭比例为 6∶6∶6.3。术后患者出现下唇轻度麻木，口服营养神经药物 3 个月。术后 1 年随访时下唇麻木感已恢复，患者对面型改善满意（图 10-7）。

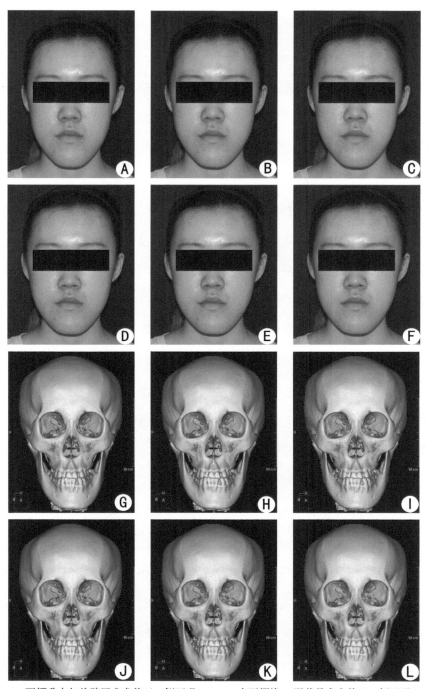

A、B.下颌升支矢状劈开术术前正、侧面观；C、D.全下颌缘 U 形截骨术术前正、侧面观；E、
F.轮廓整形术术后正、侧面观；G、H.下颌升支矢状劈开术术前颅骨 CT 三维重建图像；I、J.全
下颌缘 U 形截骨术术前颅骨 CT 三维重建图像；K、L.轮廓整形术术后颅骨 CT 三维重建图像。

图 10-7 正颌术后下颌轮廓整形术的前后对比

【并发症及处理】

1. 下唇麻木

与前期正颌手术对颏神经的损伤及行颏体部截骨时对颏神经的牵拉、挤压或术区肿胀局部压迫有关,术前应仔细评估下唇皮肤感觉情况。颏神经支配区域麻木大多数情况下可自行恢复,也可以口服甲钴胺片或行针灸及电刺激治疗加快康复。

2. 术后出血或血肿

多因术中止血不确切、术后包扎位置及松紧度不适宜,或术后骨骼创面及剥离软组织创面反跳性渗血导致。此外,极少数情况下口内切口靠外误伤颊动脉,截骨时误伤及下颌管内下齿槽神经血管束或损伤面静脉或面动脉也会造成较大出血。

3. 皮肤软组织下垂

与患者年龄、术前皮肤松弛程度及手术过程中术区剥离范围大小有关,手术应在顺利完成前提下尽可能减少软组织及骨膜剥离,必要时对剥离的肌肉进行复位缝合。术后保证弹力头套佩戴时长,有助于软组织贴附,预防下垂。

4. 下颌骨意外骨折

因前期正颌手术对下颌骨骨质稳定性造成一定影响,截骨操作时有可能因动力系统的震动及凿骨时用力过猛导致下颌骨意外骨折。为避免这一情况的发生,手术操作时动作应尽量轻柔,若发现有意外骨折的情况,应尽可能将骨折部位妥善固定。

5. 术区感染及切口愈合不良

与血肿产生及术后口腔护理不当有关,一旦出现需及时处理,严重者需清创并重新放置引流管或二次缝合切口。

6. 面神经损伤

多见于口外切口下颌角截骨手术，目前已较少应用。与术中操作不当有关，应最大程度避免该类并发症。

7. 术后口角、口唇皮肤撕裂伤

口腔内视野受限，有时为了充分显露截骨部位而过度牵拉软组织可以造成口角拉伤。于口唇四周涂抹少许凡士林油膏可有效防止和减轻此种并发症。另外，术中使用截骨器械如骨锯、骨钻及使用电刀、电凝不当都可能误伤嘴唇、舌和口腔黏膜。因此在使用这些工具时，要掌握好支点，尽量避免口唇黏膜损伤。

8. 面部脂肪填充术的并发症及处理

①供脂区局部不平整。多为吸脂操作时局部抽吸层次过浅或过量所致，术后早期的轻度凹凸不平是暂时性的，可穿弹力衣辅助塑形。吸脂时应掌握进针层次，适当在皮下留 1 ～ 2 cm 脂肪为宜。②感染和血肿。术中应做好严格消毒，一旦发生感染积极予以抗生素治疗，并对感染灶进行引流处理，消除移植组织。如发生血肿，小的血肿可通过加压包扎自行吸收，若出现大的血肿，应尽早清创并预防继发性感染发生。③其他并发症如局部皮肤感觉迟钝等多为暂时性，术后半年内可逐渐消失。失明、脑栓塞等则为最严重的并发症，术中须对解剖熟悉明确，术中不可过分追求效果而过量注射，并减小术中注射压力及速度。目前对于脂肪栓塞仍缺乏有效的治疗方法，一旦发生，通常预后较差，主要以对症治疗为主。对于脂肪栓塞的治疗主要是改善循环、减轻脑水肿、防止弥散性血管内凝血（disseminated intravascular coagulation，DIC）、减小梗死范围、抗凝等对症支持治疗。

第十一章
颧骨颧弓截骨降低术

　　与高加索人群立体而突出的面部骨性轮廓不同，亚洲人群的面部轮廓多数较为扁平。关注不同种族面部形态特征的学者常常认为这种面部轮廓的差异体现在眉弓、鼻梁高度及颧骨颧弓形态的不同上。事实上，高加索人与亚洲人的鼻骨和眉骨与颅骨的相对位置并无显著统计学差异，鼻梁高度也相近，真正造成视觉显著差异的首要原因是颧骨颧弓的突出程度。亚洲人的颧骨颧弓宽扁且外扩凸起，往往会导致面部呈现菱形外观，面中部的线条过于硬直和突兀，有悖于目前亚洲女性群体中要求面部轮廓柔和及圆滑的主流审美观点。

　　颧骨是面中部重要的骨性支撑结构，在解剖学上通常将颧骨体、颧弓、眶外侧壁、上颌骨前外侧壁合称为颧骨复合体。颧骨复合体的肥大可以分为 3 种类型：①真性颧骨复合体肥大，这类患者上面部的宽度正常，面型为申字或者由字（同时伴有下颌角肥大）；②假性颧骨复合体肥大，这类患者颧骨颧弓的发育无明显异常，面中部宽度正常，但是存在颞部和颊部的软组织凹陷，导致面部轮廓不完美。③混合型颧骨复合体肥大，为上述两种情况不同程度的复合。

颧骨复合体肥大的诊断目前尚无业界统一标准。1991 年，Bartlett 等学者认为正常人群的中面部宽度（颧面宽度）应不超过上面部宽度（额面宽度）的 10%。1999 年，本书主编祁佐良等学者认为上面部宽度与中面部宽度的合适比例为 0.75 ：1。2005 年，马福顺等学者提出了颧弓突出指数的概念，他将颧弓突出指数定义为面宽除以耳间宽与前面宽的均数并认为该参数能反映颧弓向外侧突出的程度。当数值在（1.2191 ± 0.0567）以内时，突出度比较适中；大于此范围颧弓则突出明显，小于此范围则低平。

临床工作中，对于假性颧骨复合体肥大者，通过透明质酸填充、面部脂肪填充的方式可以适当改善面部形态，而对于真性和混合性颧骨复合体肥大，则需要采用轮廓手术进行改善，我院主要采用的手术方案是颧骨颧弓截骨降低术。

【临床表现】

颧骨是面颅骨中对轮廓影响最大的两块骨头。解剖学上将颧骨体、颧弓、眶外侧壁、上颌骨前外侧壁合称为颧骨复合体，颧骨的颞突向后，与颞骨的颧突相连续，形成颧弓。依据上述解剖定位，在临床工作中，我们通常把面中部较宽、颧骨复合体或颧弓不同程度的高耸或者肥大的表现形容为：颧骨高突和颧弓过宽。

135

颧骨高突或颧弓过宽的患者面中部轮廓多显现出男性化特征。面中部 1/3 向前或向两边凸出，面上 1/3 及下 1/3 凹陷低平，使面部比例不协调，显得粗犷，呈申字或者由字形。

部分患者亦可因外伤、局部肿瘤等因素导致双侧骨发育差异而出现双侧不对称。

【手术适应证】

（1）颧骨复合体及颧弓肥大外扩明显，导致面部轮廓不佳。

（2）外伤或骨发育不良，造成一侧或者双侧的颧骨颧弓肥大，或者双侧不对称。

（3）可治疗的血管瘤、淋巴管瘤及神经纤维瘤等引起的颧弓肥大。

（4）身体及心理状况良好、审美认知正常的求美者。

【手术禁忌证】

（1）恶性肿瘤导致的颧骨颧弓异常。

（2）月经及妊娠期妇女、凝血功能异常的患者群体。

（3）精神疾病患者及心理障碍患者。

（4）对手术部位定位不明确，心理预期过高的患者。

（5）有严重代谢性疾病或者全身健康状况不适宜择期手术者。

（6）手术部位存在外伤或者感染等不适宜相关手术的患者。

（7）年龄为相对禁忌证，年龄超过 50 岁尽量避免单纯行颧骨颧弓手术。

【手术方法】

1. 术前准备

包括术前常规检查和拍摄头面正侧斜位、仰头位照片。通过头颅 X 线片检查，可以测量面部的软组织及骨性面高宽比值，根据颏顶位或者颧弓位 X 线片可以了解术前颧骨颧弓的突度、上颌窦发育状况，应注意观察上颌窦位置及气化发育状况。颞下颌关节开闭口位可以了解颞下颌关节状况。合理设计截骨线，同时关注颞下颌关节髁突骨质结构，是否有皮质骨的破坏、硬化、囊样变和骨赘，如存在严重颞下颌关节病变，应慎重决策手术的实施。二维 CT 扫描及三维 CT 重建亦可分析双侧颧骨颧弓突出的程度和下颌髁突的位置。

三维数字模型立体感强，形态逼真，能够有效地再现颧骨并模拟截骨手术，依据具体的需求，可进一步予以三维打印，以指导手术。在临床工作中，我们在 ProPlan CMF、Mimics 2.0 等医学图像处理软件上予以三维重建，以 ProPlan CMF 软件为例：首先，CT 数据导入建模软件后，设定阈值予以分割模块，提取颅骨及面中部较大范围的软组织蒙罩建立三维模型后，选取反映颧骨颧弓相对应的软硬组织位点，建立水平面、矢状面、冠状面的坐标系，在坐标系中对上述的组织位点进行测量；最后，在切割模块中，选择不同的截骨平面，模拟颧骨颧弓截骨内推手术的实施，同时模拟软组织变化，预测术前术后的形态变化。

在临床工作中，对手术术式的合理选取，取决于患者自身的情况和术者对面中部轮廓不完美的认识：颧骨颧弓截骨降低术

（颧骨复合体倒 L 形截骨 + 颧弓根截骨）多用于颧骨复合体高突伴颧弓过宽的人群，颧骨截骨降低术多用于单纯颧骨复合体高突的人群。

2. 颧骨颧弓截骨降低术（颧骨复合体倒 L 形截骨 + 颧弓根截骨）

患者取仰卧位，经鼻气管插管成功后，常规 2% 碘伏洗头 3 遍，75% 酒精消毒面部皮肤 3 次，铺无菌单，以 0.5% 稀释碘伏消毒口、鼻腔 3 次，纱布填塞咽后壁。

口腔内切口位于双侧上颌尖牙至第一磨牙之间。以 0.5% 利多卡因 +1 ∶ 200 000 肾上腺素局部浸润麻醉后，于口腔前庭沟偏颊侧 5 mm 处做切口设计，用 15 号圆刀沿设计线切开黏膜，电刀依次切开黏膜下肌肉及骨膜，用 Obwegeser 剥离子沿骨膜下剥离，暴露颧骨复合体，尽量减少剥离范围，颧骨下缘肌肉附着勿剥离，保护眶下神经血管束、颧大肌和颧小肌起点。耳前切口为耳屏前发际线后缘纵行切口，长 15 ~ 20 mm。以 0.5% 利多卡因 +1 ∶ 200 000 肾上腺素局部浸润麻醉后，以 15 号圆刀片切开皮肤至皮下软组织，以眼科剪钝性剥离皮下脂肪组织至深筋膜层，剥离过程中注意保护颞浅血管及其分支，如果切断需要仔细电凝或结扎止血。以针式电刀纵向切开深筋膜及骨膜，暴露颧弓根部。以剥离子沿骨膜下钝性剥离，暴露关节结节前半部分，并向前剥离至关节结节前约 10 mm，剥离过程中注意动作轻柔，勿损伤面神经颞支。于颧骨复合体处行倒 L 形截骨（图 11-1），包括两条纵行的短臂及斜行的长臂，依照术前设计截去两短臂之间一条骨质。将截骨断端以 L 型钛板、2 枚钛钉暂时固定后行颧弓根部截骨。于关节结节前 5 mm 处使用往复锯行纵行截骨（图 11-1），内推颧弓至合适位置。内推程度根据术前设计而定，对于颧弓严重外扩者可以最大限度内推使前方截断的颧弓外表面与关节结节端的内表面骨质贴附。将直微钛板弯折成阶梯状，即

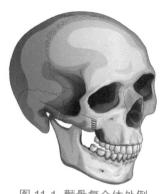

图 11-1 颧骨复合体处倒 L 形截骨线及颧弓根前方直线型截骨线

Z 形，以 2 枚钛钉固定折断的颧弓，注意固定之后的颧弓骨折断端需要有骨质连接。再次观察颧骨复合体两截骨断端的对合情况，去除之前暂时固定的钛板，重新进行钛板塑形，将截断的颧骨体内收、下压，用塑形好的 4 孔 L 型钛板进行坚固内固定，一般用 4 颗钛钉进行固定。如果颧骨复合体下降不足则需要适当去除一条 L 型短臂骨质，重新降低颧骨复合体，然后用 1 枚 L 型钛板（含 4 枚钛钉）塑形后固定颧骨体。注意颧骨固定之后骨质断端之间勿出现骨不连。如果固定之后的 L 型长臂处有少许骨不连，可以将切除的 L 型短臂骨条移植至长臂骨间隙之中以促进术后骨愈合。颧骨及颧弓截骨固定完成后，对倒 L 型长臂形成台阶的眶下缘骨质进行打磨，使截骨后的颧骨复合体平整无台阶。

稀释碘伏反复冲洗残留碎骨和积血后，留置负压引流管。口内切口以 4-0 可吸收线断缝合骨膜、肌肉层，0 号及 1 号丝线或可吸收线缝合黏膜层。口外切口以 4-0 号可吸收缝线间断缝合骨膜及深筋膜层，5-0 号可吸收线间断缝合浅筋膜层，6-0 号或 7-0 号不可吸收单丝尼龙线间断缝合皮肤。

笔记

3. 颧骨截骨降低术

患者取仰卧位，经鼻气管插管成功后，2% 碘伏洗头 3 遍，常规 75% 酒精消毒面部皮肤 3 次，铺无菌单，稀释碘伏消毒口、鼻腔 3 次，纱布填塞咽后壁。

口腔内切口位于双侧上颌尖牙至第一磨牙之间。以 0.5% 利多卡因 +1 ∶ 200 000 肾上腺素局部浸润麻醉后，于口腔前庭沟偏颊侧 5 mm 处做切口设计，用 15 号圆刀沿设计线切开黏膜，电刀依次切开黏膜下肌肉及骨膜，用 Obwegeser 剥离子沿骨膜下剥离，暴露颧骨复合体，尽量减少剥离范围，颧骨下缘肌肉附着勿剥离，保护眶下神经血管束、颧大肌和颧小肌起点。于颧骨复合体处行倒 L 形截骨（图 11-2），包括两条纵行的短臂及斜行的长臂，依照术前设计截去两短臂之间一条骨头。将截骨断端以 L 型钛板、2 枚钛钉暂时固定。

完成 L 形截骨后，触诊感知颧弓根部的位置，外力造成颧弓的"青枝样"骨折（图 11-2），使颧骨体和颧弓充分松动，可以将整个截断的骨块向内前方靠拢。调整颧骨复合体降低程度以达到复合术前设计的面部美学效果。重新暴露颧骨复合体，检查之前已经暂时固定的颧骨复合体，如果颧骨复合体降低的高度适合，骨折端无位移，则可以将剩余 2 枚钛钉进行固定；如果颧骨复合体下降不足则需要适当去除一条 L 型短臂骨质，重新

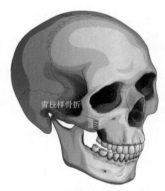

图 11-2 颧骨复合体处倒 L 形截骨线及颧弓根处"青枝样"骨折

降低颧骨复合体，然后用 1 枚 L 型钛板（含 4 枚钛钉）塑形后固定颧骨体。注意颧骨固定之后骨质断端之间勿出现骨不连。检查双侧形态基本对称后，用大磨球打磨眶下外侧缘的骨台阶及略欠对称的部分骨组织，至外观满意。如果固定之后的 L 型长臂处有少许骨不连，可以将切除的 L 型短臂骨条在适当修剪后移植至间隙之中以促进骨愈合。稀释碘伏水反复冲洗残留碎骨和积血后，留置负压引流管，逐层缝合骨膜、肌肉层和黏膜层，避免内翻缝合。

【典型病例】

病例一：患者，女性，26 岁，因自觉面中、下部宽大 5 年，行"颧骨颧弓截骨降低术，小钛板内固定术＋下颌角骨弧形截骨术，下颌骨骨质打磨术"。手术效果满意，面中部及下部明显缩窄。术后 18 个月复查，面部轮廓改善效果稳定（图 11-3）。

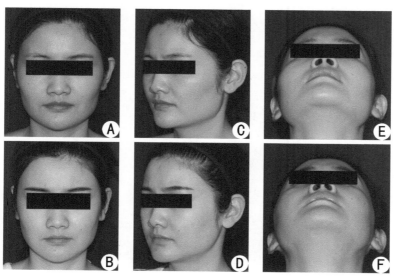

A. 术前正面照；B. 术后正面照；C. 术前 45° 侧位照；D. 术后 45° 侧位照；
E. 术前仰头位照；F. 术后仰头位照。

图 11-3　术前及术后 18 个月对比照

　　病例二：患者，女性，25 岁，因自觉面中、下部宽大 2 年，行 "颧骨颧弓截骨降低术，小钛板内固定术＋下颌角骨弧形截骨术，下颌骨骨质打磨术"。手术效果满意，面中部及下部明显缩窄。术后 12 个月复查，面部轮廓改善效果稳定（图 11-4）。

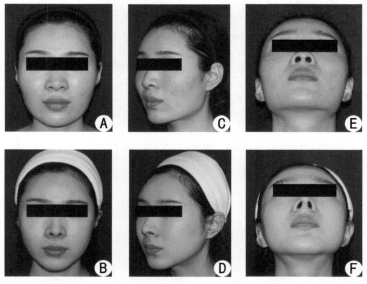

A. 术前正面照；B. 术后正面照；C. 术前 45° 侧位照；D. 术后 45° 侧位照；
E. 术前仰头位照；F. 术后仰头位照。

图 11-4 术前及术后 12 个月对比照

【术后并发症及处理】

1. 麻醉及心、脑、肺血管意外

　　与麻醉药物过敏、药物用量控制不佳、机体对麻醉药物的异常反应及患者本身患相关基础疾病有一定关系，可以通过详细完整的术前麻醉评估及术中实时监测将风险尽量降低。

2. 出血与血肿形成

　　由于面部血供丰富，软组织疏松，术中创面渗血处理不当可致局部肿胀淤血或血肿形成。术中使用钻、磨球等器械时需要小心操作，并使用拉钩保护软组织，避免将其卷入引起出血。根据情况可填塞止血纱布、电凝止血或可用骨蜡填塞止血。术区放置引流片、引流管，术后加压包扎也是防止伤口渗血和血肿形成的有效措施。嘱患者切忌头颈部激烈活动，术后 3 日内酌情使用全身止血药物，关注术区引流管通畅度、引流量、颈部是否肿胀淤青、舌体活动度。对于少量未机化血肿（触感柔软）可经皮或经口腔切口针刺抽吸后加压包扎；部分机化血肿（触感稍韧）可拆除口腔切口缝线，负压抽吸、冲洗后加压包扎；术区活动性出血，需进行二次手术止血处理；术后形成明显血肿、面部严重肿胀及压迫呼吸道等情况应该及时尽早进行血肿清除术。

3. 伤口感染

术中彻底消毒口腔及面部，术后嘱患者保持口腔清洁，每日进食后需要及时进行口腔内伤口清洁，术前、术后需予以抗生素预防感染，手术时间超过 6 小时术中需要使用抗生素。若出现感染需拆除口腔切口缝线，以稀释碘伏、过氧化氢溶液、生理盐水彻底冲洗术区，放置引流管，使用抗生素。

4. 神经功能暂时缺失或永久丧失

术后出现抬眉障碍、面部感觉障碍等；颧骨颧弓截骨降低术后抬眉障碍是面神经额支受到损伤的表现。一般来说，多数神经损伤可能在 3 ~ 6 个月内恢复正常，损伤多数是手术中为了暴露术区牵拉神经和（或）术后局部组织肿胀压迫神经引起，可不予以处理或服用消肿药物、营养神经的药物。但是如果术中切断神经而没有进行及时吻合会造成永久性神经功能障碍，少数患者术中神经牵拉比较严重者亦可能出现永久性神经功能障碍。

5. 面部软组织下垂

面部下垂是颧骨降低术后并发症之一。主要表现为颧部软组织下移，导致印第安纹、鼻唇沟加深。其原因有多种：①软组织及肌肉附着点在颧骨骨膜剥离后向下移位。②颧骨降低后，面中部的骨性支架缩小，软组织出现相对多余而松弛下垂。③颧骨截骨区域如果没有固定稳固，在咬肌的长期牵拉下可导致颧骨骨块下移从而引起面部下垂。软组织下垂以预防为主。术中应尽量减少剥离范围、截骨区域行坚强内固定，术后包扎妥当，3～5天后换弹力头套佩戴3～6个月。对于年纪较大或已有面中部松垂迹象的患者，术后6个月，可行面部脂肪/透明质酸填充、颞颊部提升除皱等综合处理。

6. 双侧不对称

由于切口位置隐蔽，术野狭小，手术截骨位置及截骨量很难完全按设计要求完成，需要术者积累一定的经验及操作技巧。另外，患者术前面部不对称的情况易被医生和患者忽视。因此术前需仔细检查、周密设计，术中做出及时有效的双侧对称性处理，并向患者做出明确交代，使其理解手术所能达到的效果的局限性。

7. 骨折断端愈合不良、骨吸收、骨不连

采用颧骨颧弓截骨降低术＋小钛板内固定术者出现骨折断端愈合不良及骨吸收的概率极小。部分采取的颧弓非固定式内推术，可能会出现断端愈合不良甚至骨吸收。对于无明显面型改变、软

笔记

组织下垂、咬殆功能障碍者可保守处理，定期复查。对于已出现明显面型改变、软组织下垂、咬殆功能障碍者，则需要行骨折复位、植骨等修复手术。

8. 术中颞下颌关节损伤

术中颞下颌关节损伤，如关节痛、张口受限、关节弹响等。部分患者在颧骨颧弓截骨术后可能出现张口及关节运动功能受限、关节弹响等情况，这与术中对关节的震荡、牵拉损伤，以及术后面部加压包扎，导致关节较长时间无法大幅度运动有关。一般通过张口锻炼可以逐步恢复正常。另外，颞下颌关节紊乱综合征的发生率为 20% ～ 30%，术前查体及问诊时需明确是否有颞下颌关节紊乱既往史。

9. 术中口角、口唇皮肤及黏膜损伤、拉伤

术中口角、口唇皮肤及黏膜损伤、拉伤，导致局部色素沉着，甚至遗留瘢痕。口腔内视野受限，有时为了充分显露截骨部位而过度牵拉软组织可以造成口角拉伤。涂抹少许凡士林油膏（可用眼膏代替），可有效防止和减轻此种并发症。另外，术中使用的截骨器械操作不当亦可能误伤嘴唇、舌和口腔黏膜。因此术中需谨慎操作，时刻注意保护好手术区域周围的软组织，采用动力系统进行操作时可用凡士林纱布覆盖口周以免造成软组织挫伤和热损伤。

第十二章
面部轮廓整形相关软组织手术

　　"美"是人们追求的永恒话题，拥有美的面部轮廓是成为"美人"的重要标志。东方女性更崇尚"鹅蛋脸"或"瓜子脸"，然而下面部宽大会使面部轮廓呈方形脸或上窄下宽的"梯形"脸，失去了东方女性的柔美气质。造成面下部宽大的原因较为复杂，主要包括：下颌角骨性肥大、咬肌肥大、颊脂垫肥大、皮下脂肪堆积等。根据患者不同的情况选择相应的治疗方案，本章主要介绍咬肌及颊脂垫肥大的手术治疗，即咬肌部分切除术和颊脂垫部分切除术。两者都是常见的面部软组织塑形手术，可单独进行，也可与其他面部轮廓手术同时进行。

咬肌部分切除术

　　咬肌肥大在东方人中并不少见，常可造成患者面下部增宽，呈现方形或者梯形的脸型，与东方人崇尚的椭圆形脸不符合。因此患者常常出于美容目的，通过不同的整形外科手段来改善面下部较宽的问题，以获得美观的面部轮廓。目前咬肌肥大的治疗可通过局部注射 A 型肉毒毒素来保守治疗，也可以采用外科手术行咬肌部分切除，前者具有简单、迅速、安全等优点，但是药效持续时间有限，需要通过反复注射来维持，后者相对较为持久，但是存在出血、神经损伤、张口受限、术后疼痛及肿胀明显等缺点。在单纯咬肌肥大，不伴有下颌角肥大的患者，常建议行局部肉毒毒素注射保守治疗；对伴随下颌角肥大的患者，我们可以通过外科手术，在行下颌角截骨整形的同时行咬肌部分切除术来改善面下部轮廓。

【临床表现】

咬肌位于颧弓至下颌支的外侧面，为长方形扁肌，被不完全地分为浅、深两层。浅部自肌腱起至颧弓的前 2/3，向后不超过颧颞缝，肌纤维斜向后下方，覆盖着深部，但在颞下颌关节前方，深部未被覆盖，可见一三角形区域；深部起自颧弓的后 1/3 及内面，肌纤维垂直下降。浅、深部会合后止于下颌支外侧面的咬肌粗隆。浅、深的肌纤维在前部相互重叠，在后方被疏松结缔组织分隔。咬肌的作用为上提下颌骨，同时向前牵引下颌骨。其后上方为腮腺所覆盖，表面覆以咬肌筋膜，其浅面为笑肌、颧大肌、颈阔肌和皮肤。咬肌浅面有面横动脉、腮腺导管、面神经的上下颌支和下颌缘支横过。其血供为多源性。咬肌动脉较恒定地起自面横动脉、颈外动脉、颈外动脉分叉处及颞浅动脉，从咬肌后缘进入咬肌，行于咬肌浅、深部的肌纤维之间与咬肌神经伴行入肌。

咬肌肥大表现为下面部宽大，呈现方脸。在用力咬紧牙关时，下颌角区咬肌突出明显，触诊质地坚实、肥厚、无压痛。Beckers按下颌角及咬肌畸形程度将患者分为 3 类。第一类：患者用力咬合时可以看出肥大；第二类：可以看出肥大，侧面观下颌角角度减小；第三类：咬肌肥大伴有咬肌附着处骨质外展。Beckers 认为对于后两类患者，手术既需要切除足够的下颌角骨质，也需要切除部分咬肌，这样才能获得良好的美容效果。

【手术适应证】

（1）双侧下颌角肥大伴有双侧或者单侧咬肌肥大者（单纯咬肌肥大建议局部注射肉毒毒素保守治疗）。

（2）肉毒毒素注射治疗效果差或无效，对药物过敏者。

（3）一般要求年满 18 周岁，未成年人需要法定监护人签署同意书。

【手术禁忌证】

（1）有出血倾向疾病未得到控制。

（2）精神不正常或者有心理障碍、对自身条件缺乏认知。

（3）有高血压病及心、肺、肝、肾等重要器官活动性或者进行性疾病，糖尿病及传染性疾病尚未得到控制。

（4）口腔存在感染源，如龋齿、牙周炎、口腔溃疡等。

（5）家属坚决反对者不适合行手术治疗。

【手术方法】

1. 术前准备

完善血常规、凝血功能、传染病筛查（乙肝、丙肝、梅毒、HIV 等）等各项化验检查。近期无重大疾病，未服用抗凝药、抗血小板药物、活血性中药等。女性需避开月经期，哺乳期和妊娠期亦不可行手术治疗。术前应避免化妆，如已经化妆，需要术前卸妆。同时行下颌角截骨手术者，需做相应的术前检查（见第四章）。查看术区局部有无炎症、感染，口腔内黏膜有无红肿、破溃。嘱患者用力咬紧牙关，辨认下颌角区是否有明显的局部凸起，用手触摸咬肌的质地、大小、有无压痛。所有求美者均需检查裸眼视力。同时行下颌角截骨手术者，需做相应的术前查体（见第四章）。

2. 手术步骤

由于咬肌部分切除术常与下颌角截骨手术同时进行，麻醉方式为经鼻气管插管全身麻醉＋局部浸润麻醉。患者取仰卧位，经鼻气管插管全身麻醉，常规面部消毒铺巾，口腔内消毒 3 次。于咬殆平面至第一磨牙间设计切口 4 ~ 5 cm，切口及骨膜下注射 0.5% 利多卡因 +1 ： 200 000 肾上腺素，用 15 号圆刀于龈颊沟区偏颊侧 5 mm 切开黏膜，然后用电刀切开黏膜下组织直到骨膜下层，用骨膜剥离子在骨膜下进行脱套剥离，在下颌升支后缘，下颌角缘及下颌体近下颌区的咬肌附着处进行分离，充分分离下颌角区的肌肉附着，先截除下颌角骨质（见第四章）。在下颌角骨质截除后，以 0.5% 利多卡因 +1 ： 200 000 肾上腺素于暴露的咬肌内注射 5 ~ 10 mL 的麻醉液以减少出血，于咬肌肥厚的内层部位，用电刀予以片状切除，边切除边用电凝仔细止血，切除面积及厚度根据咬肌肥厚程度而定，注意切除需平整以免造成术后面部出现局部凹陷不平，注意切除之后需要仔细比较使双侧面部对称，如果术区暴露部位的上方近颧弓部分仍然较肥厚，可以利用止血钳顺肌纤维方向进行条状撕脱以减少该部分咬肌容积，取出咬肌之后创面必须仔细给予充分止血，冲洗之后可以于创面表面放置止血纱布预防术后出血，放置引流管，关闭切口，充分加压包扎。术后第 10 天拆线（图 12-1）。

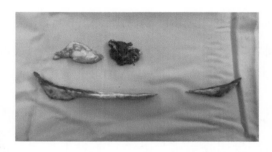

图 12-1 术中截除的下颌角骨质、切除的咬肌及颊脂垫

3. 术中及术后注意事项

（1）咬肌去除后，出血风险比较大，术中需仔细止血。

（2）切取部位为内侧咬肌，切除外侧容易误伤神经，同时也易造成面部凹陷。

（3）切除量要适量保守，以免造成面部凹陷。

（4）术后要充分加压包扎，密切观察引流管的出血情况，尤其是术后 24 小时内引流。

4. 术后护理

（1）术区护理

咬肌部分切除术，常与下颌角截骨术同时进行。①术后24小时内，需用冰袋外敷加压以减少肿胀，注意冰袋需置于清洁的塑料袋内，以免打湿纱布，之后将其包裹在大棉垫内，以免冻伤皮肤；②术后为减少出血风险，常规行纱布绷带加压包扎，应保证有充分的压力（从耳后区以能放进患者一手指的宽度为宜），但需密切关注患者耳朵等部位是否存在过度压迫，要根据实际情况予以调整；③为防止口内切口裂开、出血，术后24小时尽量少说话，避免过度张口等动作；④术后要注意口腔卫生，用康复新液等漱口液定期漱口，术后第3～4天，可用儿童小头软毛牙刷清洁口腔，管床医生需密切关注口内情况；⑤术后应尽早练习张口等动作，但应适量、适度；⑥术后第2～3天可根据引流情况拆除引流管，拆除引流管后2天左右可拆除纱布头套，更换为合适尺寸的弹力头套，弹力头套需佩戴3个月，术后第一个月应每天至少佩戴20个小时，第二个月每天至少佩戴12个小时，第三个月根据实际情况空闲时候佩戴，注意弹力头套应该每佩戴2小时放松10～15分钟之后继续佩戴。

（2）口服药物

术后如需预防感染，预防性口服抗生素3～5天即可，常用二代头孢，头孢类抗生素过敏者可口服甲硝唑；术后肿胀明显者可口服迈之灵、草木犀流浸液片等药物促进消肿；疼痛较严重者，可服用对乙酰氨基酚、布洛芬等止痛药物；自觉下嘴唇麻木者，可服用甲钴胺等营养神经的药物。

（3）术后饮食

清淡饮食，术后前 3 天建议无渣饮食，4 ~ 7 天少渣饮食，饭后要用康复新液等漱口液漱口，保证术区的清洁；术后 1 个月内禁烟酒；术后勿进食辛辣及刺激性食物，尽量少食海鲜、羊肉等，禁用三七、阿胶等活血食材；术后 3 个月避免进食太硬的食物，如排骨、脆骨、坚果等。

【典型病例】

病例一：患者，女性，26 岁，因"下颌角肥大、咬肌肥大"入院，行"双侧下颌角骨弧形切除，下颌骨骨质打磨术 + 双侧咬肌部分切除术"。手术效果满意，术后 4 个月正位、斜 45° 位、侧位均示面下部轮廓改善（图 12-2）。

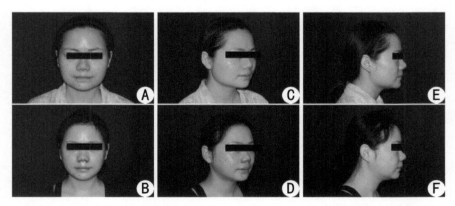

A. 术前正位；B. 术后正位；C. 术前斜 45° 位；D. 术后斜 45° 位；E. 术前侧位；F. 术后侧位。

图 12-2 术前及术后 4 个月对比照均示面下部轮廓改善

病例二：患者，女性，24 岁，因"下颌角肥大、咬肌肥大"入院，行"双侧下颌角骨弧形切除，下颌骨骨质打磨术 + 双侧咬肌部分切除术"。术后 4 个月正位、斜 45° 位、侧位均示面下部轮廓改善（图 12-3）。

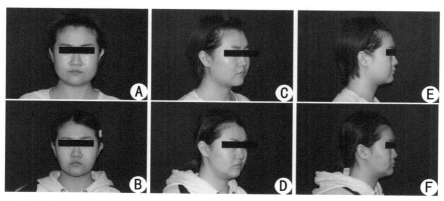

A. 术前正位；B. 术后正位；C. 术前斜 45° 位；D. 术后斜 45° 位；E. 术前侧位；F. 术后侧位。

图 12-3　术前及术后 4 个月对比照均示面下部轮廓改善

【术后并发症及处理】

1. 出血、血肿

多与术中止血不确切或者患者术后过度咀嚼等活动相关，一般通过局部填塞压迫即可止血，必要时需要重新打开术区寻找出血点止血。对于已经形成的小血肿，可通过穿刺抽吸改善，较严重的术区血肿需要手术清理。

2. 矫治效果不佳

矫治效果不佳，仍然比较臃肿，多与术者审美、术前沟通不到位及术前设计有关，必要时可 6 ~ 12 个月后进行再修整。

3. 面神经损伤

患者早期可能会存在口唇麻木等感觉异常及口角歪斜等情形，多数可通过口服营养神经药物来逐渐改善，如术中切断面神经下颌缘支而未进行神经吻合，则可能造成下颌缘支永久性损伤。

4. 感染

由于是口内切口，口腔清洁不到位容易造成术区感染，通过服用抗生素、清创换药、口腔护理等可治疗。若发生术后血肿，则感染的风险增加，及时清除血肿、保持通畅的引流可降低术区感染的风险。

5. 腮腺导管损伤

在行内侧咬肌部分切除时，若分离咬肌过高或过表浅，易损伤腮腺导管，应以预防为主，一旦发生，术后切口会出现涎漏，需请口腔医生做进一步的会诊治疗，行腮腺导管吻合术或导管重建术等。

颊脂垫部分切除术

颊脂垫（buccal fat pad）是位于面颊部深面肌肉和肌肉－骨间隙之间的不规则脂肪团块组织，具有填充、保护、滑动、缓冲的作用。颊脂垫肥大，可表现为面颊部组织凸出、臃肿，面部轮廓不清晰。近年来，人们对面部轮廓特征要求日益增高，对美的要求趋向于面部精致无赘肉，颊脂垫部分切除术可减轻面中部的丰满感，使颧弓和下颌骨轮廓更为明显，成为塑造面部轮廓和增强美感的一种手术。颊脂垫部分切除术可以单独进行，也可以与其他面部轮廓手术同时进行。

【临床表现】

颊脂垫是位于颊肌层部浅面，充填于面侧部多个间隙的脂肪组织块。表面包裹一层薄而透明的完整包膜，与周围组织连接较为疏松，并且通过少数的纤维束与周围的骨膜或肌膜连接固定。颊脂垫肥大表现为面颊部丰满，"颊窝"消失，局部轮廓和周围的界限不清，颊部臃肿，呈现"婴儿肥"样面容。

颊脂垫具有一体、四突（颊突、翼突、翼腭突和颞突），通过韧带固定于周围组织。体部从咬肌深面延伸至翼上颌裂，为一扁长形脂肪组织块，充填于颞下间隙内，前方和上方贴于上颌骨骨膜，下部贴于颊肌浅面，颊部组织向口内隆起，形成略似三角形的垫；颊突自颊脂垫体部的前缘发出，呈三角形，位于咬肌、笑肌和颧肌之间，腮腺导管越过颊突上方再穿过颊肌开口于口内，形成腮腺乳头，面神经颊支与腮腺导管并行并与颊突相邻；翼腭突是体部向翼腭窝内的直接延伸部分，位置较深，在窝内包绕其中的血管和神经，与周围组织连接较为紧密；翼突是从体部的后下极发出，位于下颌支内侧与翼内、外肌之间；颞突是由体部向上穿过颧弓形成，覆盖于颞肌表面、颞筋膜深面。脂肪垫的各个部分所占的比例不同，通常颊突部最大，占总重量的31% ~ 40%；体部略小，占25% ~ 30%，两者占总重量的55% ~ 70%。脂肪切除术时只涉及体部和颊突的脂肪。

颊脂垫血供丰富，通过脂肪垫韧带进入，在包膜下形成连贯的血管网，其中上颌动脉的颊动脉和面动脉的颊支是主要且恒定的2支血供。

尸体解剖显示，男性的颊脂垫平均体积为10.2 mL（7.8 ~ 11.2 mL），女性的平均体积为8.9 mL（7.2 ~ 10.8 mL），左右侧无明显差异。关于颊脂垫体积，目前存在争议，有的学者发现颊脂垫体积随着年龄增加明显减少，但也有研究发现颊脂垫的体积相对是恒定的，与个体体内的总脂肪量无关（图12-4）。

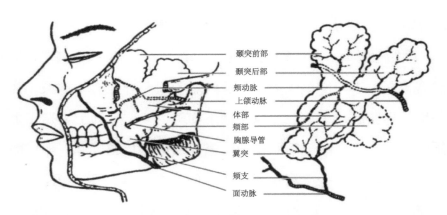

颞突前部
颞突后部
颊动脉
上颌动脉
体部
颊部
胸腺导管
翼突
颊支
面动脉

图 12-4 颊脂垫的位置、形态与血供

【手术适应证】

（1）面颊部丰满，面部臃肿，轮廓不清晰，经过术前检查确诊由颊脂垫肥大引起的患者。

（2）双侧面颊部不对称者，较为肥大的一侧可以行颊脂垫取出术。

（3）一般要求年满 18 周岁，未成年人需要法定监护人签署同意书。

【手术禁忌证】

（1）有出血倾向疾病未得到控制。

（2）精神不正常或者有心理障碍、对自身条件缺乏认知。

（3）有高血压病及心、肺、肝、肾等重要器官活动性或者进行性疾病，糖尿病及患传染性疾病尚未得到控制。

（4）口腔存在感染源，如龋齿、牙周炎、口腔溃疡等。

（5）家属坚决反对者不适合行手术治疗。

【手术方法】

1. 术前准备

①行血常规、肝肾功能、凝血功能、传染病筛查（乙肝、丙肝、梅毒、HIV）等常规化验检查。②询问患者近期有无重大疾病，是否服用抗凝药、抗血小板药物、活血性中药等。③女性需避开月经期，哺乳期和妊娠期亦不可行手术治疗。④若伴随其他轮廓整形手术，需完善相应的检查。

2. 术前查体

①查看术区局部有无炎症、感染，口腔内黏膜有无红肿、破溃。②用手捏住颊部皮肤，嘱患者用力咬紧牙关，辨认局部饱满是由于皮下脂肪过多还是颊脂肪垫充盈。嘱患者嘬腮，大致预测手术后的效果。③所有求美者均需检查裸眼视力。④术前应避免化妆，如已经化妆，需要术前卸妆。

3. 手术步骤

患者取仰卧位，常规面部消毒铺巾，口腔内消毒 3 次，嘱患者张口，暴露腮腺导管开口，在其后下方 1 cm 处用 1% 利多卡因（含 1 : 200 000 肾上腺素）做局部浸润麻醉，麻醉注射量为 5 ~ 10 mL。于上颌第一磨牙、第二磨牙相对的颊黏膜腮腺导管口下约 1 cm 处，切开黏膜长约 1 cm。用组织剪或血管钳向耳根处做钝性分离，分离颊肌纤维，此时颊脂肪团易突向切口处，辨别颊脂垫包膜，用组织剪剪开包膜，用手指在口腔外的颧弓下轻压颊部，颊脂肪团即易在切口处疝出，用血管钳夹住脂肪团轻轻将其导出，因为颊脂垫极其疏松，利用血管钳将其钝性撕脱即可取出部

笔记

157

分颊脂垫，根据患者实际情况及需要判断所要取出的容量，术中不易出血，尽量避免电凝止血以防损伤面神经及腮腺导管，如果术中的确发现有明显血管出血，需要仔细电凝止血。3-0 丝线缝合切口，术后 7 天拆线；或者 4-0 可吸收缝线缝合切口，无须拆线（图 12-5）。

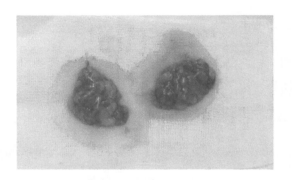

图 12-5 术中切除的部分颊脂肪垫

4. 术中注意事项

①避免锐性分离，以免损伤腮腺导管与面神经。②请勿将脂肪强行拽出，以免由于损伤面神经、腮腺导管和过量切除引起面部凹陷。③术中严格无菌操作，避免造成多间隙感染的并发症。④术中切除应采取保守的态度，过量去除易造成颊部过于凹陷。根据术前的评估，有时只需去除 2 ~ 3 mL 脂肪即能取得满意的手术效果；对明显饱满的病例，一侧切除 4 ~ 5 mL 也足以达到目的。循序渐进，避免去除过多。⑤双侧等量切除，如术前有明显的两侧充盈程度不同，可做不等量切除，达到双侧颊部术后对称。⑥颊脂垫切除术对改善颊部良好的轮廓特征有确切的效果，但过量去除颊脂垫也可引起患者容面衰老，所以要严格掌握适应证。

5. 术后护理

（1）术区护理

颊脂垫部分切除术切口一般为口内切口，为防止伤口裂开、出血，术后应避免过度咀嚼、张口、噘腮等动作；术后面部可能有轻微的肿胀甚至青紫淤斑，术后 48 小时内可以用冰袋外敷加压以减少肿胀，冰敷时间为 30 分钟，间隔为 30 分钟，依次交替至睡前，避免睡眠时冰敷，以免冻伤皮肤；要注意口腔卫生，用康复新液等漱口液定期漱口；如用丝线缝合切口，术后第 8 ~ 10 天拆除缝线。

（2）口服药物

术后如需预防感染，口服抗生素 3 天即可，常用二代头孢，头孢类抗生素过敏者可口服甲硝唑；术后肿胀明显者可口服迈之灵、草木犀流浸液片等药物促进消肿；疼痛较严重者，可通过服用对乙酰氨基酚、布洛芬等止痛药物。

（3）术后饮食

清淡饮食，术后 3 ~ 7 天建议少渣饮食，饭后要用康复新液等漱口液漱口，保证术区的清洁；1 个月内禁烟酒；术后勿进食辛辣及刺激性食物，尽量少食海鲜、羊肉等，禁用三七、阿胶等活血食材。

【典型病例】

病例一：患者，女性，23 岁，因"颧骨颧弓高突、下颌角肥大、面颊部臃肿"就诊，行颧骨颧弓截骨降低术、下颌角骨弧形切除、下颌骨骨质打磨术、颊脂垫部分切除术，术后效果满意。术后

笔记

10 个月正位、斜 45° 位、侧位均示面颊部轮廓改善（图 12-6）。

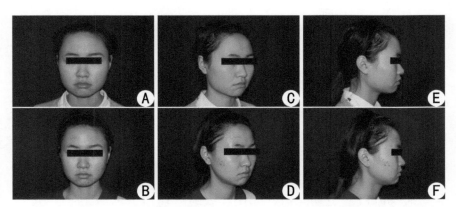

A. 术前正位；B. 术后正位；C. 术前斜 45° 位；D. 术后斜 45° 位；E. 术前侧位；F. 术后侧位。

图 12-6 术前及术后 10 个月对比照

病例二：患者，女性，27 岁，因"单睑、右侧面颊部臃肿"就诊，行重睑术（切开法）、右侧颊脂垫部分切除术，效果满意。术后 4 个月正位、斜 45° 位、侧位均示面颊部轮廓改善（图 12-7）。

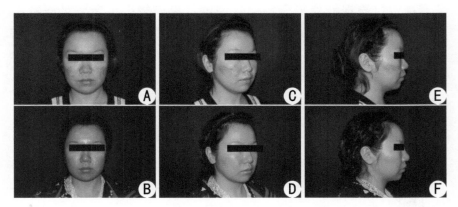

A. 术前正位；B. 术后正位；C. 术前斜 45° 位；D. 术后斜 45° 位；E. 术前侧位；F. 术后侧位。

图 12-7 术前及术后 4 个月对比照

【并发症及处理】

1. 术后出血、血肿

多与术中止血不确切或者患者术后过度咀嚼等活动相关，一般通过局部填塞压迫即可止血，必要时需要重新打开术区寻找出血点止血。小血肿可通过穿刺抽吸改善，较严重的血肿需要手术清理。

2. 矫治效果不佳

矫治效果不佳，仍然比较臃肿，多与术者审美、术前沟通不到位及术前设计有关，必要时可在3～6周后进行再修整。

3. 术后颊部凹陷

多因过度切除脂肪引起，需要3～6个月后行局部脂肪填充来改善。

4. 面神经损伤

患者可能会存在麻木等感觉异常及做表情时口角歪斜、鼻唇沟变浅等情形，可通过口服营养神经的药物来改善，严重者需行神经吻合等治疗。

5. 感染

由于是口内切口，口腔清洁不到位容易造成术区感染，通过服用抗生素、清创换药、口腔护理等可治疗。

6. 腮腺导管损伤

常由术中误伤造成，出现术后切口涎漏，可二次行腮腺导管吻合术或导管重建术。

第十三章
面部轮廓整体化手术

和谐、赏心悦目的面部轮廓是容貌美观的先决条件。面部轮廓由骨骼、软组织构成。其中，匀称的骨骼比例是打造美丽外观的基础。人们通过单纯的下颌角整形术、颧骨降低术、颞部填充术等改善局部轮廓，从而提升外观的整体评分。受文化传统、流行趋势的影响，亚洲及欧美的审美观差异显著。与欧美裔偏爱立体、清晰的轮廓感不同，亚裔偏爱柔和的、女性化的轮廓，如倒三角形、心形或鹅蛋形。求美者的临床诉求可总结为"缩窄面部宽度""削弱面部轮廓感"，从而提高整体的幼龄感。

近 20 年来，随着欧美流行文化在亚洲的普及，越来越多的人逐渐接纳欧式立体美感，临床诉求亦逐渐从单纯的"缩窄面部宽度"转变为"保留精致轮廓感""提高轮廓比例和谐度"的更高标准，为达到上述目的，面部轮廓手术逐渐从单纯的下颌角整形术、颧骨降低术，发展为颧骨、下颌角、颏、颞颊部相结合的整体化手术理念。这与手术技术的革新和审美风格的变迁是密不可分的。

面部轮廓整体化并不是将本书前述手术方案进行简易的排列组合，手术项目的增加是对术者审美和技术的考验。如何改善面部三庭的和谐度，增加整体美感，本章将从面部美学及手术理念革新两方面进行介绍。

【临床表现】

东方人先天性的颅面解剖结构决定了亚裔人群普遍具有颞部凹陷、面中下部宽大且扁平、颏部后缩的面型特点，缺乏轮廓立体感。从美学角度整体化分析东方人面型特点是手术设计的关键。

1. **正面形态学分析**

正面形态学分析包括三庭比例分析及脸型分析。

（1）三庭比例分析

上、中、下庭长度为均匀的三等份时，面部美学评分较高。临床中，上、中、下庭均可表现为过短、过长、过窄或过宽。S.Chung和 S.Park 等提出亚洲女性面部长度与中面宽最佳比例为 1.3 ： 1，中面宽与下面宽最佳比例为 1 ： 0.7。上庭的长度可通过调整发际线进行改善。中庭的长度往往难以调整。下庭的长度可通过调节颏部的长度进行改善。面部过窄可以通过自体脂肪或人工材料填充改善，面部过宽则需要通过骨骼或软组织削减的方式改善。

（2）脸型分析

中国汉族青年女性最常见的 8 种脸型分别是圆形、椭圆形、方形、长方形、菱形、正三角形、倒三角形、梯形（即梨形）。

Zhao 等将不同面型的形态学测量值及美学评分进行相关性分析后发现，随着上/中面宽比例、下颌缘长度/中面宽比例的升高，美学评分亦升高。进而得出如下结论：①富有美感的脸型特征是上面部宽而中下面部稍窄，侧面下颌缘长度稍长。②在中国汉族青年女性最常见的8种脸型中，倒三角形和椭圆形吸引力评分最高，是较受欢迎的脸型。在中国汉族青年女性最常见的8种脸型中，方形、长方形、正三角形和梯形脸在现代审美文化中吸引力评分较低，亦是面部轮廓整体化手术最常见的术前面型，下文将逐一介绍说明。

方形脸特点为：①面中及面下部宽度近似；②面宽度及面长度近似（图 13-1）。长方形的特点为：①面中及面下部宽度近似；②面长度长于面宽度（图 13-2）。该类面型视求美者及术者审美，最常采用的术式为超长弧形下颌角截骨术、超长弧形下颌角截骨术+颞部填充术或超长弧形下颌角截骨术+颧骨颧弓缩窄术。

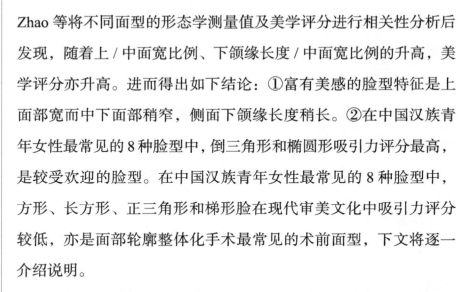

图 13-1 方脸　　　　　　　　图 13-2 长方形脸

三角形脸特点为：①面上、中、下部宽度逐渐增大；②面部骨骼感稍弱（图 13-3）。梯形脸，即通俗所称的梨形脸，其特点为：

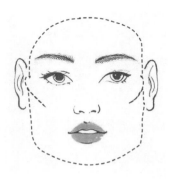

①与面上部相比，面中、下部突然增宽；②面中下部骨骼感强烈（图 13-4）。该类面型视求美者及术者审美，最常采用的术式为下颌角整形术 + 下巴截骨前移 / 缩窄术 + 颞部填充术、下颌角整形术 + 颧骨颧弓缩窄术 + 下巴截骨前移 / 缩窄术。由于面下部较宽，常需同期辅助颊脂垫部分切除、咬肌部分切除，或者术后 3 个月后再行下颌缘吸脂、颌下脂肪垫抽吸术等。

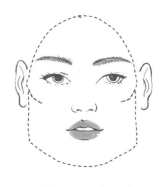   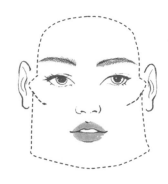

图 13-3　三角形脸　　　　　图 13-4　梯形脸

2. 侧面形态学分析

侧面形态学分析包括额部、颏部、鼻、下颌角等美学表现点。本章仅重点描述与面部轮廓整形美容密切相关的颏部。颏部在 3 个纬度可分别表现为前突、后缩、偏斜、短小或宽大。了解颏部美学标准是面部整体化设计的基础。目前较为通用的美学标准主要有：①下颌角最佳角度为 105°～ 115°。近年来"保留下颌角自然形态"的下颌角整形术日渐增多，即保守切除部分下颌骨升支，保留下颌角支撑点，使术后下颌角顶点的体表标志位于耳垂下方 2～ 3 cm，从而打造骨感但自然流畅的侧面线条。②审美平面，即鼻尖点及颏前点连线，上下唇前点位于此审美平面上美学效果最佳，若超过此连线提示颏后缩或鼻尖突度欠佳。③最佳矢状径线的确定。董婷等认为最佳矢状径线为零子午线，即经软组织鼻根点、且垂直于法兰克福平面（连接耳道上缘点和眶下缘的假想平面）的垂线，颏前点位于该线上时美学评分最高。Naini F B 等对不同颏唇角的颏部美学评分进行研究后认为，经下唇最突点的纵轴线是最佳矢状参考径线，颏前点应位于该径线上或轻微后缩。当颏前点明显前突或后缩时需接受手术治疗。④下面部最佳长度及比例的确定。既往的美学理念认为上、中、下庭长度应为均匀的三等份，近年来，Ioi 等对日本女性，Kim S C 对韩国选美比赛选手进行分析发现，青年女性下庭长度稍小于中庭长度反而更有吸引力。故而，S.Chung 和 S.Park 等提出亚洲女性上、中、下庭的完美比例介于 1 : 1 : 0.8 ~ 1 : 1 : 1 之间，且有逐渐向 1 : 1 : 0.8 靠拢的趋势。下面部以上下唇交界线为界分为两等份，鼻下点至上下唇交界线（口点）的长度应为颏下点至上下唇交界线的 1/2。

综上所述，针对不同三庭比例、面型特征的求美者，综合正面、侧面分析，提供整体化的设计方案才能获得医患均满意的治疗效果。

【手术适应证】

（1）面中部及面下部宽大，即颧骨颧弓高突伴下颌角肥大，如方形脸、长方形脸。

（2）面部三庭不协调，如梯形脸、三角形脸等。

（3）下面部宽大，包括但不限于下颌角宽大、下颌体部宽大。

（4）下面部宽大伴颏部缩窄 / 长颏畸形 / 前突 / 后缩。

（5）同时伴有颧骨和下颌骨发育不对称的面部轮廓不对称畸形。

（6）部分正颌手术后的全面部轮廓调整。

面部轮廓整体化手术的理念包含两个主要概念，一是考虑面部轮廓的整体协调性，将上中下三庭的比例进行调整，经典的术式为颧骨颧弓截骨降低术＋下颌角骨弧形切除术＋颏部截骨整形术，包括但不限于颞部填充术、颊脂垫部分切除术、咬肌部分切除术、颌下脂肪垫抽吸术、发际线调整等。二是综合考虑正面及侧面轮廓，将下颌角、下颌体及颏部当作一个整体的美学单位进行设计，经典的术式为下颌角骨弧形切除术＋下颌颏体部斜行截骨术、下颌角骨弧形切除术＋颏部截骨整形术或下颌角骨弧形切除术＋颏部 U 形截骨术。整体的设计理念不仅避免了单纯下颌角骨切除术后可能导致的二次成角的异常下颌轮廓，而且改善了侧面轮廓，又达到了在正面结构性缩窄下面部宽度的效果。

值得注意的是，为了最大程度地缩窄下面部宽度，下颌角骨弧形切除术常常与下颌骨骨质打磨术或下颌骨外板切除术相结合。下颌骨外板切除术具有损伤下牙槽神经、软组织与骨松质甚至骨髓附着、操作不当易导致外观塑形不佳等缺点，需由技术娴熟的团队操作。由于下颌骨骨质打磨术与下颌骨外板切除术在大多数符合适应证的求美者中临床效果相当，本团队较常采用的术式为下颌角骨弧形切除＋下颌骨骨质打磨术。

【手术禁忌证】

（1）月经及妊娠期妇女，凝血功能异常的患者群体。

（2）精神疾病患者及各种心理障碍患者。

（3）有严重代谢性疾病或者患有心脏、肺、肾、肝等重要器官的内科疾病等全身健康状况不适宜择期手术者。

（4）对手术部位定位不明确，手术预期过高、心理预期过高的患者。

（5）手术部位存在外伤、感染、肿瘤等不适宜相关手术的患者。

（6）伴有颞下颌关节强直等关节功能异常的患者。

【手术方法】

1. 轮廓手术

患者取仰卧位，经鼻全麻气管插管成功后，常规 2% 碘伏洗头 3 遍，75% 酒精消毒面颈部皮肤 3 次，铺无菌单，以 0.5% 稀释碘伏消毒口、鼻腔 3 次，纱布填塞咽后壁。一般先行颧骨手术，然后再进行下颌及颏部手术。

（1）颧骨颧弓截骨降低术，小钛板内固定术

口腔内切口位于双侧上颌尖牙至第一磨牙之间。以 0.5% 利多卡因 +1 ：200 000 肾上腺素局部浸润麻醉后，于口腔前庭沟偏颊侧 5 mm 处做切口设计，用 15 号圆刀沿设计线切开黏膜，电刀依次切开黏膜下肌肉及骨膜，用 Obwegeser 剥离子沿骨膜下剥离，暴露颧骨复合体，尽量减少剥离范围，颧骨下缘肌肉附着勿剥离，保护眶下神经血管束、颧大肌和颧小肌起点（图 13-5）。耳前切口为耳屏前发际线后缘纵向切口，长 15 ～ 20 mm。以 0.5% 利多卡因 +1 ：200 000 肾上腺素局部浸润麻醉后，以 15 号圆刀片切开皮肤至皮下软组织，以眼科剪钝性剥离皮下脂肪组织

至深筋膜层，剥离过程中注意保护颞浅血管及其分支，如果切断需要仔细电凝或结扎止血。以针式电刀纵向切开深筋膜及骨膜，暴露颧弓根部。以剥离子沿骨膜下钝性剥离，暴露关节结节前半部分，并向前剥离至关节结节前约 10 mm，剥离过程中注意动作轻柔，勿损伤面神经颞支。于颧骨复合体处行倒 L 形截骨，包括两条纵行的短臂及斜行的长臂，依照术前设计截去两短臂之间一条骨质。将截骨断端以 L 型钛板、2 枚钛钉暂时固定后行颧弓根部截骨。于关节结节前 5 mm 处使用往复锯行纵行截骨，内推颧弓至合适位置。将直微钛板弯折成阶梯状，即 Z 形，以 2 枚钛钉固定折断的颧弓，注意固定之后的颧弓骨折断端需要有骨质连接（图 13-6）。再次观察颧骨复合体两截骨断端的对合情况，去除之前暂时固定的钛板，重新进行钛板塑形，将截断的颧骨体内收、下压，用塑形好的 4 孔 L 型钛板进行坚固内固定，一般用 4 颗钛钉进行固定。颧骨及颧弓截骨固定完成后，对倒 L 型长臂形成台阶的眶下缘骨质进行打磨，使截骨后的颧骨复合体平整无台阶。如术前颧弓外扩并不明显，无须进行颧弓根部截骨，仅进行颧骨复合体倒 L 型截骨并固定即可。

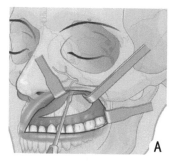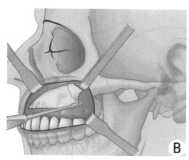

A. 颧骨降低术中切口范围为上颌尖牙至第一磨牙之间，手术剥离中需警惕勿损伤眶下血管神经束。B. 颧骨复合体剥离范围，需警惕勿剥离颧突点外侧的颧大肌和颧小肌附着点。

图 13-5　颧骨降低术中颧骨复合体处解剖范围

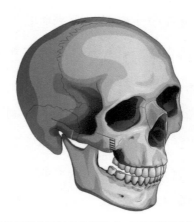

红色为截骨线，由垂直的短臂和倾斜的长臂组成，两短臂间黑色区域为骨质去除范围。

图 13-6 颧骨复合体处截骨

（2）下颌角及体部截骨术

根据手术方案不同，手术切口长度设计不同，下颌角及体部截骨或下颌角截骨术+颏部整形术的切口位于两侧下颌咬𬌗平面之间，单纯下颌角的切口位于咬𬌗平面至第二前磨牙之间（图 13-7）。以 0.5% 利多卡因 +1 ： 200 000 肾上腺素局部浸润麻醉后，于口腔前庭沟偏颊侧 5 mm 处做切口，沿设计线切开黏膜，电刀依次切开黏膜下肌肉及骨膜，剥离子沿骨膜下剥离，暴露下颌角区、下颌体部、颏体部、颏孔区、颏部。于颏孔区小心分离颏神经孔周围组织，保留颏神经，防止损伤，颏正中下缘适量保留部分软组织与骨的连接，保证血运（图 13-8）。

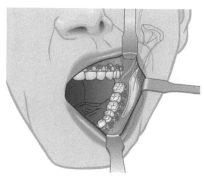

此处为单纯下颌角切除术手术切口，若手术设计改变，则需要延长手术切口。

图 13-7　下颌角整形术中切口

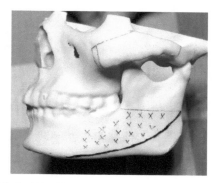

黑色线条为下颌骨截骨线，"×"区域为下颌骨打磨范围。

图 13-8　三维打印图示下颌角截骨范围及打磨范围

　　用大磨球，均匀打磨下颌骨外板，勿显露骨松质以免出血，打磨区域根据术前设计范围而定，可包括为下颌角区、下颌体部和颏体部，上至下颌升支咬骀平面，下至预期截骨线，有效暴露下颌角区。用中号磨球打磨颏孔周围，小心保护颏神经。用小号磨球按术前设计标记弧形 / 超长弧形 / U 形截骨线进行打磨，使用短摆动锯沿截骨线截开下颌骨外板，再用长摆动锯将下颌骨内外板完全截开，在下颌升支后缘截骨时，填塞一小纱条或者使用升支后缘拉钩，保护颌后血管、神经。截骨线上缘不可超过咬骀平面，否则将增加髁突骨折的风险。颏孔区至颏部外侧缘，则使用往复锯将其完全离断。往复锯将骨块在颏孔区处及颏部正中区域一分为二，分段取出（图 13-9）。

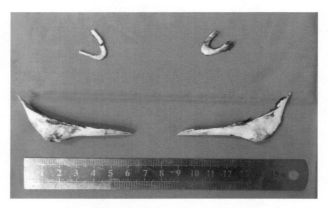

图 13-9　切除的下颌角骨及颧骨复合体处骨块

（3）颏部截骨整形术：对于下颌角骨弧形切除术＋颏部截骨前移整形术者，下颌角处为"长弧形"截骨线，颏部截骨独立操作。使用裂钻标记颏部正中及双侧纵行标记线，沿颏孔下至少 5 mm 标记水平截骨线，使用往复锯沿截骨线切开全层颏部骨质。使用牙科钻在颏骨两断端钻孔，以钢丝穿出牵拉游离端，模拟不同的固定位置，以评估美容效果。依据设计将骨块适度前徙后，截骨断端使用 L 型钛板 2 枚、钛钉 8 枚充分固定。用磨球均匀打磨下颌缘处，使截骨线过渡自然，并调整双侧对称性（图 13-10）。

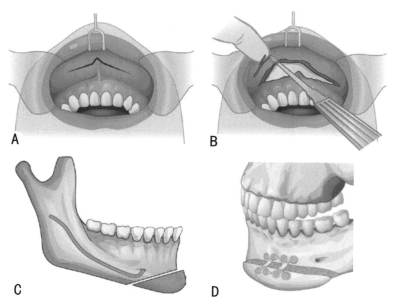

此处仅为单纯水平截骨术，颏部截骨线可为长弧形、V-line 截骨等。

图 13-10 颏部截骨整形术

用稀释碘伏水反复冲洗残留碎骨和积血后，上下颌左右侧各留置一条引流管。口内切口以 4-0 可吸收线间断缝合骨膜、肌肉层，0 号及 1 号丝线或可吸收线缝合黏膜层，避免内翻缝合，且应仔细对合唇中线，避免术后造成下唇形态异常。口外切口以 4-0 号可吸收缝线间断缝合骨膜及深筋膜层，5-0 号可吸收线间断缝合浅筋膜层，6-0 号或 7-0 号不可吸收单丝尼龙线间断缝合皮肤。

取出咽后壁纱布，以油纱、平纱、绷带加压包扎减少术区渗血。患者清醒后拔除气管插管，送返麻醉恢复室，予以抗生素、消肿、止血等药物，术区冰敷，密切观察术区肿胀情况及气道情况。

2. 同期软组织手术

（1）对于同时有颞部凹陷者，可同时行自体脂肪移植颞部填充术。

173

（2）对于同时有颊脂垫肥大者，可同时行颊脂垫部分切除术。

（3）对于同时有咬肌肥大者，可同时行咬肌部分切除术或肉毒素注射治疗咬肌肥大。

3. 二期软组织手术完善轮廓

（1）对于术后下颌缘轮廓不清晰者，术后 3 个月可行下颌缘脂肪抽吸术或肉毒素注射颈阔肌实现下颌缘提升。

（2）对于颧骨高突导致的面颊部凹陷者，若术后对上述症状缓解不满意，术后 3 个月可行面部脂肪填充术。

（3）对于术后面中部软组织移位而出现鼻唇沟、印第安纹加重者，根据严重程度可依次采用超声刀、热玛吉等光电治疗减轻软组织松弛，小切口除皱术提拉下垂组织，经典除皱术改善老化等。

【典型病例】

患者，女性，26 岁，术前主诉"面部中下部宽大 10 余年"，行"颧骨颧弓截骨降低术，小钛板内固定术＋下颌角骨弧形截骨术，下颌骨骨质打磨术＋颏部水平截骨前移术、小钛板内固定术"（图 13-11）。手术效果满意，面中下部明显缩窄。患者术后 1 年余返院复查，自诉对外形满意，无并发症（图 13-12）。术前、术后的 CT 三维重建见图 13-13、图 13-14。

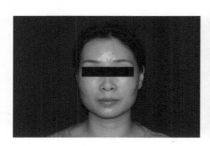
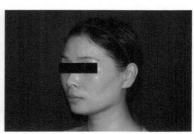

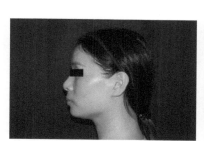
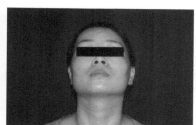
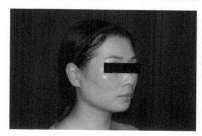
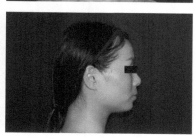

图 13-11　术前患者表现为典型的梯形脸，颊部后缩明显。为改善上述
症状，行双侧颧骨颧弓截骨降低术、小钛板内固定术、下颌角骨弧形
切除、下颌骨骨质打磨术、颏部水平截骨前移术、小钛板内固定术

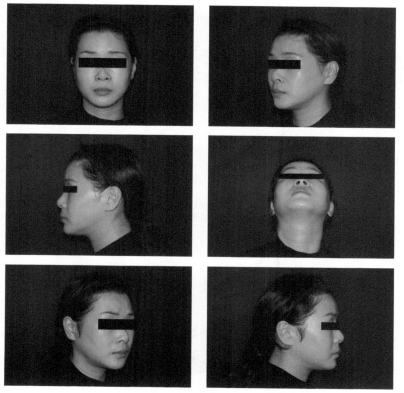

图 13-12　术后 1 年患者面中部及面下部明显缩窄，面部轮廓过渡自然

175

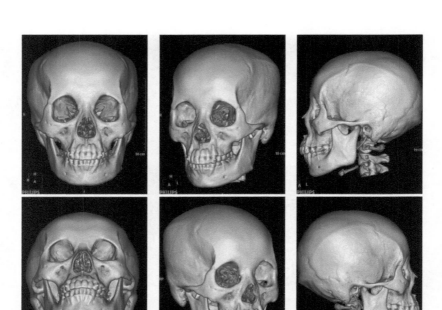

图 13-13　术前 CT 三维重建

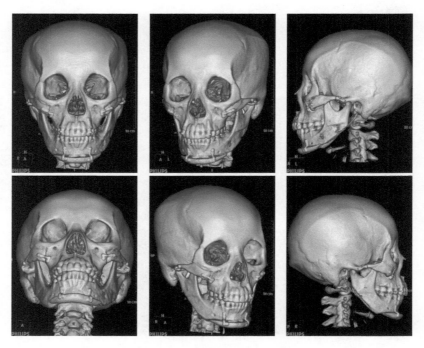

图 13-14　术后 CT 三维重建

【术后并发症及处理】

1. 出血、血肿

术中止血充分，部分出血较多创面酌情应用止血纱布进行止血，术后面部加压包扎 5 天，术后术区妥善放置引流管，保持引流通畅，面部妥善加压包扎固定是避免术后出血和血肿的关键；嘱患者切忌头颈部激烈活动，术后 3 日内酌情使用全身止血药物，关注术区引流管通畅度、引流量、颈部是否肿胀淤青、舌体活动度。对于少量未机化血肿（触感柔软）可经皮或经口腔切口针刺抽吸后加压包扎；部分机化血肿（触感稍韧）可拆除口腔切口缝线，负压抽吸、冲洗后加压包扎；术区活动性出血，需进行二次手术止血处理；术后形成明显血肿、面部严重肿胀及压迫呼吸道等情况时，应该及时进行血肿清除术。

2. 感染

术中彻底消毒口腔及面部，术后嘱患者保持口腔清洁，每日进食后需要及时进行口腔内伤口清洁，术前、术后需予以抗生素预防感染，手术时间超过 6 小时，术中需要使用抗生素。若出现感染需拆除口腔切口缝线，以稀释碘伏、过氧化氢溶液、生理盐水彻底冲洗术区，放置引流管，使用抗生素。

3. 神经功能暂时缺失或永久丧失

术后下唇区域、颏部麻木，下唇口角运动障碍，抬眉障碍等；下颌及颏部整形术后出现不同程度的下唇及颏部麻木是颏神经受到损伤的表现，下颌角术中如果损伤到面神经下颌缘支会出现患侧下唇口角运动障碍，颧骨颧弓截骨降低术后抬眉障碍是面神经

177

颞支受到损伤的表现。一般来说，多数神经损伤可能在 3 ~ 6 个月恢复正常，损伤多数是手术中为了暴露术区牵拉神经和（或）术后局部组织肿胀压迫神经引起，可不予以处理或服用消肿药物、营养神经的药物。但是如果术中切断神经而没有及时进行吻合会造成永久性神经功能障碍，少数患者术中神经牵拉比较严重者亦可能出现永久性神经功能障碍。

4. 软组织下垂

下颌缘轮廓不清晰，印第安纹、鼻唇沟、双下巴明显。软组织下垂是复杂的综合过程，与患者术前条件及皮肤松弛程度密切相关。嘱患者术后 3 个月内佩戴弹力头套进行面部骨骼软组织塑形，促进愈合。术后 6 个月以上，仍有上述现象，可行下颌缘吸脂、颌下脂肪袋抽吸、面部脂肪 / 透明质酸填充、颞颊部提升除皱、光电项目（如热玛吉 / 热拉提）综合处理。

5. 软组织损伤

术中牵拉及动力系统摩擦导致的热损伤等可能导致口角、嘴唇、口周软组织损伤，局部应用红霉素软膏，多可自行愈合；如果损伤深度达到真皮深层则可能形成口周永久性瘢痕。

6. 断端骨愈合不良，骨吸收

采用颧骨颧弓截骨降低术 + 小钛板内固定术者出现骨折断端愈合不良甚至骨吸收的概率极小。部分采取的颧弓非固定式内推术，可能会出现断端愈合不良甚至骨吸收。对于无明显面型改变、软组织下垂、咬𬌗功能障碍者可保守处理，定期复查。对于已出现明显面型改变、软组织下垂、咬𬌗功能障碍者，则需要行骨折复位、植骨等修复手术。上下颌根尖下截骨整形、下颌骨矢状劈开截骨整形、颏部整形术中若软组织剥离范围较大、局部感染、血肿及局部截骨块供血血管完全被切断等，亦可能出现骨血供不足，从而出现骨坏死及牙龈坏死。术前应精细设计，术中减少剥离范围，术后出现感染、血肿等并发症时及时对症处理。

7. 颞下颌关节紊乱

下颌升支矢状劈开、颧骨颧弓、下颌角术后可能会使髁状突发生位移、颞下颌关节周围肌肉软组织发生变化，术后出现暂时性颞下颌关节紊乱，表现为弹响、疼痛、关节不适等。颞下颌关节紊乱综合征与患者心理、咬𬌗功能矫正密切相关。多数可随时间推移逐渐愈合。

8. 颞下颌关节强直

主要见于术后惧怕开口的患者，颞下颌关节强直，张口度明显小于术前。此类患者需行张口性训练，多数可随时间推移逐渐愈合。

9. 下颌骨二次成角畸形

下颌骨近似线状的斜形截骨，从而导致截骨线前端与下颌颏体部二次成角，下颌角轮廓不自然。此并发症以预防为主，近年来因下颌角骨弧形切除术的盛行，已较少发生。若出现二次成角畸形，可以通过术前精确设计截骨或打磨量，施行修复手术。

10. 下颌、颏连接处台阶样畸形

颏部缩窄过量导致下颌与颏部外侧缘轮廓连续性差，或因术后软组织粘连畸形导致局部台阶样改变。为避免本并发症，术前应向求美者进行宣教，避免不切实际的手术预期；术前精确设计颏部缩窄量。若出现台阶样畸形，可以通过松解局部软组织粘连，自体脂肪或人工材料填充凹陷等方式改善。

11. 美学标准相关问题

美学标准相关问题，如形态不满意、面部不对称等。如果条件允许，需要进行二次手术修复以改善不满意外观。

12. 软组织填充相关并发症

吸脂部位凹凸不平、外形不满意、感染等。注脂部位凹凸不平、脂肪存活不良形成硬结。脂肪栓塞，可出现视力受损、失明、脑血管意外、心肌梗死等。

13. 颊脂垫、咬肌部分切除并发症

可能出现面颊部凹陷、不平整等，可采用脂肪注射等方法进行二次手术修复。

第十四章
面部骨骼轮廓整形同期除皱术

　　随着生活水平的提高，越来越多中老年人通过面部骨骼轮廓整形手术来改善及提高自我形象。对于这类患者，整形外科医生应先分析导致面部轮廓不理想的因素。除面部骨骼发育因素外，随着年龄增长，可出现胶原蛋白流失、面部肌肉皮肤松弛下垂，及不良生活习惯引起的咬肌肥大等，这些因素均可导致颧骨颧弓高突、下面部钝重的外观。

　　过去对中老年患者进行截骨手术后，发现患者面部皮肤松弛情况加重，尤其以下颌区域下垂更为明显，往往需二期行面部除皱术。2009年，韩国学者提出同期行面部骨骼轮廓整形术及面部除皱术，可有效提高中年患者术后效果。我院医生在2016年报道了同步进行颧骨颧弓截骨整形术及面部除皱手术，并获得了理想手术效果的病例。

我们团队在过去的 10 年中，面诊了许多面部轮廓欠佳的中年患者，为了避免二次手术、缩短总体住院时间，患者往往选择同期进行软组织提升和骨骼手术。同步手术的优点如下。①无须进行二次手术，从而缩短了总体住院时间。②颧弓截骨手术可通过面部除皱切口进行，术中术野更清晰。③同期手术避免了软组织过度提拉，防止出现"面具脸"。由于同期手术耗时较长、风险高，执行手术的医生需要充分地熟悉面部解剖，并做好充足的术前准备。

【临床表现】

亚洲人群面部皮肤较厚，胶原含量较高，相对高加索人群更抗衰老。但亚洲人面部骨骼轮廓较弱，面中部平坦，低鼻及颏后缩等对面部软组织支持作用小，软组织在重力作用下，更容易出现松弛下垂。并且，亚洲文化普遍忌讳高颧骨及宽下颌的长相。因此，在某种程度上，亚洲人对柔和面部轮廓的追求和面部抗衰老的愿望往往是相互矛盾的。中老年患者主诉为面部轮廓欠佳者，可能影响因素包括骨骼宽厚高突及软组织肥大松垂。

随着年龄的增长，下颌支高度、下颌体高度、下颌体长度均显著降低，而下颌角度显著增加。下颌骨随着年龄的增长而持续增长。年轻的下颌骨曲度较大，而成熟的下颌骨曲度较小。同时，眶缘的骨吸收是衰老的重要信号。颧弓部位脂肪垫的位置下降可导致眶下区域凹陷，从而使颧骨更加突出，加重患者疲倦的外观。由于颧弓区域软组织通过耳前深筋膜牢固固定在深部骨面上，软组织出现下垂的程度较小，面中部宽大主要是由突出的颧骨引起，因此，颧骨颧弓截骨降低术可有效改善面中部轮廓。但是，行截骨时从颧骨复合体上剥离附着的口周肌肉和颧骨周围软组织可能会加重软组织松弛下垂；同时，截骨后的软组织相对过剩也会加重面部松垂。除骨质因素外，软组织下垂也可导致颧骨相对高突及下面部宽大。面部上 2/3 区域组织量减少，导致颞部、侧面颊部、中面颊部凹陷，使患者颞部、眼眶周围和颧部脂肪轮廓更明显；颈部和下颌缘处组织量增加导致下颌松垂（双下巴）和颈部脂肪堆积。因此，对于要求改善面部轮廓的中老年患者，应注意处理骨骼隆突及软组织松垂。

浅表性肌肉腱膜系统（superficial musculo aponeurotic system，SMAS）是包绕整个面部和颈部的连续的筋膜鞘，向上延伸至颞部延续为颞浅筋膜、颞顶筋膜，后进入头皮延伸为帽状腱膜；向下进入颈部，延伸为颈阔肌。SMAS 通过纤维组织附着于皮肤，而作为转移浅层皮下脂肪的载体，表现出比皮肤更好的抗拉伸力。SMAS 通过腮腺上方、颧骨体下缘、咬肌前缘的支持韧带附着于深层筋膜。在被固定的区域之间，SMAS 可以自由地在其深面的深筋膜上滑动。这些区域包括颧骨上区（颞部浅表筋膜可以在颞深筋膜表面移动）、中面部区（SMAS 可以在腮腺咬肌筋膜、咬肌前间隙表面移动）和颈部（颈阔肌覆盖于袋状肌表面）。并且，在颧弓下方，面神经所有分支都在 SMAS 深面，这是在颧弓下分离 SMAS 的解剖基础。通过剥离 SMAS，牵拉并切除多余的 SMAS 组织后，将其提升、悬吊可达到除皱上提面部的效果。

【手术适应证】

中老年身体健康者，主诉为面部轮廓欠佳，影像学资料显示存在明显的下颌骨肥大和（或）颧骨颧弓高突，伴面部软组织松弛下垂。根据骨骼问题，将患者分为 3 类：第一类为单纯下颌骨肥大的患者；第二类为单纯颧骨颧弓高突的患者；第三类为下颌骨肥大伴颧骨颧弓高突的患者。

【手术禁忌证】

（1）有出血倾向疾病未得到控制。

（2）精神病患、精神状态欠佳及存在心理障碍者，对手术要求过高不切实际者。

（3）有较严重的基础疾病，如高血压、糖尿病、冠心病及传染性疾病未得到控制者。

（4）心、肺、肝、肾等脏器功能异常者。

（5）近期或正在服用活血性中药，抗凝、抗血小板药物者。

（6）处在生理期的女性患者。

（7）家属坚决反对者。

【手术方法】

1. 术前准备

（1）完善血常规、肝肾功能检查、凝血功能检查及传染病筛查。完成心、肺功能检查。

（2）充分了解患者基础健康情况，排除手术禁忌证。

（3）术前拍摄头颅正侧位、上下颌曲面断层、颞下颌关节开闭口位、颧弓 15° 仰头位 X 线、颅面部 CT（包括平扫和三维重建）。若患者要求或情况复杂，可加做三维打印、计算机辅助设计、三维手术模拟、软组织预测等。

（4）对于手术范围大、耗时长者，手术前 1 周采 200 ~ 400 mL 自体血备用；如不能采自体血，可备 200 ~ 400 mL 异体血备用。

2. 手术操作

患者经鼻行气管插管全麻。以面颊部、颈部松垂，下颌骨肥大、颧骨颧弓高突的患者为例：在手术过程中，逐步进行下颌骨外板打磨术，下颌角弧形截骨术，剥离 SMAS，颧骨颧弓截骨降低和 SMAS 悬吊术。

（1）下颌骨外板打磨 + 弧形截骨

取双侧下颌咬𬌗平面间龈颊沟偏颊侧 0.5 cm 为切口线，切口长度根据手术范围而定，如单纯行下颌角弧形截骨，切口一般自咬𬌗平面到下颌第一磨牙，如需行超长弧形截骨则行下颌全 U 形切口。0.5% 利多卡因 + 1 : 200 000 肾上腺素局部浸润麻醉，沿设计线切开黏膜、肌肉、骨膜。用剥离子剥离骨膜以暴露下颌骨的体部、下颌角和下颌升支下缘。打磨下颌骨外板后，用小磨头进行截骨线打磨，用摆动锯沿打磨的截骨线进行弧形截骨，用骨凿凿开，并取出切下的骨头，大磨头打磨下缘不平整处（手术步骤同第三章、第四章介绍的下颌角弧形截骨术）。

（2）颧骨截骨降低

取双侧上颌尖牙到第一磨牙龈颊沟偏颊侧 0.5 cm 为切口线，0.5% 利多卡因 + 1 : 200 000 肾上腺素行局部浸润麻醉，沿设计线切开黏膜、肌肉及骨膜。剥离子沿骨膜下剥离，显露颧骨复合体。往复锯沿颧骨体至眶外侧颧弓移行处行倒 L 型截骨。根据颧骨下降的程度，切除并取出两条 L 型短臂之间的平行截骨线之间的骨段。内推颧骨使其降低，用钛板和钛钉牢固固定离断的骨块。

（3）经除皱切口行颧弓截骨内收

按常规颞颊颈部除皱切口设计，用亚甲蓝标记出颞颊部皮瓣剥离范围，先行一侧颞部及耳缘切口至耳垂下缘。用 0.5% 利多卡因 + 1 ∶ 200 000 肾上腺素于切口处局部浸润麻醉、拟剥离范围注射肿胀液。在颞区，沿设计线切开颞部头皮达颞浅筋膜浅层，于头皮下和颞浅筋膜间用组织剪锐性剥离头皮瓣，前至发髻缘。在距离颞部及耳前切口 1 cm 左右切开颞浅筋膜，于颞肌筋膜表面用组织剪向前下方进行剥离至眶外侧缘，直到看见哨兵静脉，停止剥离。剥离范围一般上至颞上隔膜，下至颞下隔膜。

在颧弓关节结节上方 2 cm 纵行切开颞深筋膜（颞肌筋膜）。解剖颞深筋膜（颞肌筋膜）的浅层达颧弓，在骨膜下剥离以暴露颧弓（图 14-1A）。在关节结节的前面 5 ~ 10 mm，用往复锯在颧弓根部纵行截断颧弓根。将截断的远端颧弓向内挤压使之连同颧骨复合体内收，到达合适位置后停止内收，使远端颧弓与近端颧弓根有部分骨质相连，根据形成的骨性台阶，将 2 孔直钛板进行塑形成直角 Z 形，用钛钉将钛板垂直于截骨线行坚固内固定（图 14-1B），如果需要最大限度内推颧弓，则将颧弓内推至颧骨结节深面并形成骨连接，然后进行坚固内固定。继续于骨膜下向内侧剥离，直至与口内切口骨膜下连通（图 14-2）。必要时可通过使用3-0单丝将颧骨复合体区域的骨膜牵拉并缝合悬吊于颞深筋膜，复位颧脂肪垫。

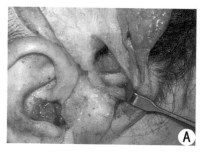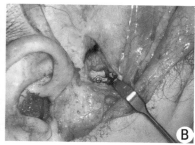

A. 在关节结节的前面5～10 mm，用往复锯在颧弓根部纵行截断颧弓根；
B. 钛钉将钛板垂直于截骨线行坚固内固定。

图14-1　在颧弓关节结节上方2 cm纵行切开颞深筋膜。
解剖颞深筋膜的浅层达颧弓，在骨膜下剥离以暴露颧弓

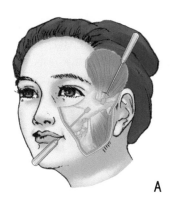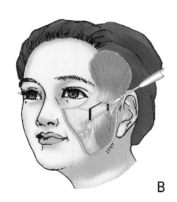

图14-2 A. 进行坚固内固定。继续于骨膜下向内侧剥离，
直至与口内切口骨膜下连通；B. 颧骨颧弓截骨线设计

（4）剥离SMAS

继续沿颞部设计线切开耳前、耳屏缘、耳后皮肤延伸到枕骨发际线（图14-3A），至皮下浅筋膜层，于面颊部及乳突区进行皮下剥离，向上与之前剥离的颞浅筋膜相延续，内至鼻唇沟外侧1～2 cm，向下延续至颈阔肌表面，达颈部上1/3，外侧至胸锁乳

突肌前缘。至此，整个颞颊颈部皮下剥离完全完成，形成单侧颞颊颈部除皱浅层皮瓣（图 14-3B）。于耳前皮肤切口前 2 cm 切开面颊部 SMAS 筋膜层，上方与之前掀起的颞浅筋膜瓣相延续并向下方延续切口线至颈部，于面颊部 SMAS 筋膜及颈阔肌深面进行钝性分离，分离范围上至颧弓上方，松解颧弓韧带，内侧至距离耳前切口线 4 ~ 5 cm 靠近鼻唇沟，下颌缘及颈部分离至口角垂直线偏外侧，松解下颌韧带（图 14-3C）。形成面颊颈部高位 SMAS 瓣。

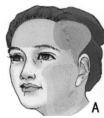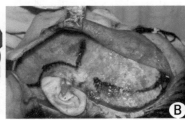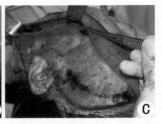

A. 面部软组织剥离层次：红色实线及耳后区域的红色虚线代表皮肤切口线，红色虚线为 SMAS 切口线，额部紫色区域为帽状腱膜下剥离范围，粉色区域为颞部、面颊、颈区皮下剥离范围，黄色区域为 SMAS 下剥离范围；B.SMAS 切口线设计；C. 面颊部 SMAS 剥离。

图 14-3 剥离 SMAS

如需行额部除皱，则连接双侧颞顶部切口线，做头皮冠状切口。头皮切口深达骨膜浅层。于帽状腱膜及额肌深层向前剥离，双侧剥离平面与之前颞区剥离的颞深筋膜浅层相延续，向前剥离至双侧眶上缘及鼻根部，解剖过程中，注意保护眶上及滑车上神经、血管。暴露眉间肌肉，分离滑车上神经分支，小心切除部分皱眉肌及降眉肌（图 14-4A），用画棋盘的方式将额肌切断（图 14-4B），额纹较重，且患者不介意丧失抬眉功能时，可将额肌去除。

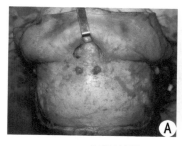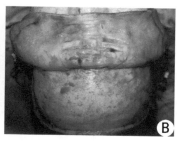

A. 切除皱眉肌；B. 画棋盘的方式切断额肌。

图 14-4　行额部帽状腱膜及额肌深层向前剥离，暴露至双侧眶上缘、鼻根部

（5）SMAS 提拉与悬吊

将颞浅筋膜向后上方牵拉，用 4 号丝线采用多节点式的缝线技术，悬吊于颞深筋膜及颞肌处，一般缝合 6～7 排近乎平行的悬吊线（图 14-5A、图 14-5B）。向后上方拉紧面颊部及颈部 SMAS 瓣观察提升效果，于颧弓水平上方横向切除多余的 SMAS 筋膜，于耳前及颈部纵行切除多余的 SMAS 筋膜，向后外上方悬吊 SMAS 筋膜，悬吊方向常垂直于鼻唇沟，或与颧大肌走行方向一致。将 SMAS 瓣提紧后，用 1-0 丝线将横行 SMAS 瓣切口缘与颧弓上方离断处 SMAS 缝合，并固定在颧弓骨膜表面；耳前及颈部 SMAS 瓣切口缘分别与耳前深筋膜及颈部颈阔肌间断缝合并保持一定张力。

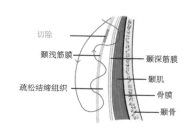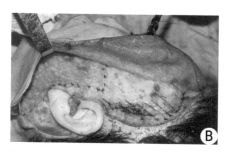

A. 颞浅筋膜悬吊方法；B. 6～7 排近乎平行的悬吊线进行 SMAS 悬吊。

图 14-5　将颞浅筋膜向后上方牵拉，用 4 号丝线采用多节点式的
缝线技术的悬吊于颞深筋膜及颞肌处

（6）缝合、引流与包扎

稀释碘伏及生理盐水冲洗口内切口，于双侧下颌、颧部各放置 1 根引流管，缝合口内切口。庆大霉素盐水冲洗面颈部创面，确定无活动性出血后进行额部皮瓣及颞颊颈部皮瓣的悬吊、去除皮肤及缝合。于两侧颞部、耳后均留置 1 根引流管，适当加压包扎。术中控制性降压，注意检测患者血红蛋白、血氧饱和度，若血红蛋白低于 80 g/L，予以输自体血或异体血。

3. 术后护理

术后第 2 ~ 3 天可根据引流情况拔除引流管。术后第 5 天拆除敷料包扎，改戴弹性面罩，并行头颅平片和三维 CT 扫描。术后第 7 天拆除耳前、耳后缝线，第 8 ~ 10 天间断拆除头皮及口内缝线。建议患者术后第 1 个月全天佩戴弹力面罩，每间隔 2 小时适当松解弹力面罩 20 分钟；术后 2 ~ 3 个月每天佩戴弹性面罩12 小时。术后第 6 个月患者门诊复查。嘱患者避免长时间持续热敷，以免烫伤皮肤。

【典型病例】

病例一：患者，女性，46 岁，以"自觉下面部宽大，面部皮肤松弛"前来就诊。术前查体，发现患者面部皮肤松垂显著，以双侧颊部为重。双侧下颌骨宽约 16 cm，右侧较左侧显著（图 14-6A、图 14-6B）。手术设计：患者进行双侧下颌骨外板打磨、双侧下颌骨弧形切除、双侧面颊部除皱术。术后患者恢复良好，下颌明显缩窄，下颌区皮肤软组织无松垂（图 14-6C、图 14-6D）。

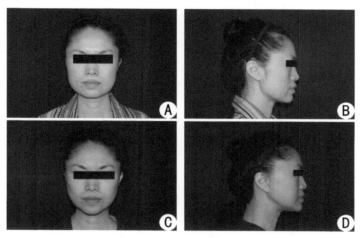

A. 术前正位；B. 术前侧位；C. 术后正位；D. 术后侧位。

图 14-6　术前及术后 1 年对比照

病例二：患者，女性，51 岁，"自觉面中部轮廓欠佳"前来就诊。术前查体，发现患者面中部颧骨高突，面颊部皮肤松垂，鼻唇沟明显（图 14-7A、图 14-7B）。患者进行双侧颧骨颧弓截骨降低、双侧面颊部除皱术。术后患者恢复顺利，颧骨颧弓明显降低，皮肤无松垂（图 14-7C、图 14-7D）。

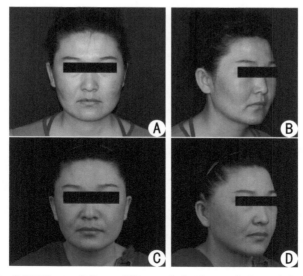

A. 术前正位；B. 术前 45° 侧位；C. 术后正位；D. 术后 45° 侧位。

图 14-7　术前及术后对比照

191

病例三：患者，女性，40 岁，"自觉面部轮廓欠佳"前来就诊。术前查体，发现患者双侧颧骨高突，下颌宽大，右侧较左侧突出，下颌皮肤松垂（图 14-8A、图 14-8B）。患者接受了双侧下颌骨外板打磨、双侧下颌骨弧形切除、双侧颧骨颧弓截骨降低、双侧面颊部除皱术。术后患者恢复良好，面部轮廓变得柔和，下颌紧致（图 14-8C、图 14-8D）。

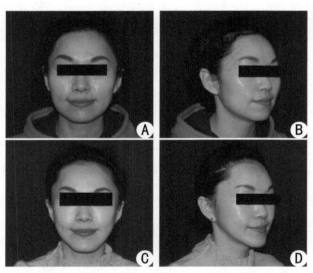

A. 术前正位；B. 术前 45° 侧位；C. 术后正位；D. 术后 45° 侧位。

图 14-8 术前及术后 1 年对比照

【并发症及处理】

1. 面部轮廓不对称或矫正不足

可由对骨性因素的评估不当引起。患者术前的头部三维 CT 扫描及重建图像可辅助手术医生进行截骨线的设计，应该在不损伤神经的前提下进行截骨操作。同时，医生需与患者进行充分的沟通，避免患者抱有不切实际的期望。

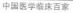

2. 除皱术效果不理想

术中麻醉、水肿或血肿会导致 SMAS 和皮肤牵拉困难而干扰外科医生的判断。在这种情况下，一般不出现矫柱过正的情况，相反，它常常导致软组织的提拉不充分。因此，外科医生可在术前根据下垂和骨骼突出的程度来预测软组织切除的量，并做出术前设计。并且，由于患者在手术前即可存在面部不对称的情况，因此两侧的切除量并不总是相等的。

3. 术中骨折

由于中年患者可能存在骨吸收和骨质疏松的情况，骨折的风险较年轻患者高。因此，在截骨过程中，应采取适当保守的态度。术前头部三维 CT 及下颌全景片有助于外科医生判断患者下颌骨萎缩程度、下颌神经管位置，以便设计截骨线。此外，中年患者的骨再生愈合能力较年轻患者差，如果固定不牢靠，颧骨在咬肌强大的外旋力作用下会被牵引，导致骨畸形愈合或骨不连。因此，颧骨截骨术中横切面复位应保证足够的接触面积，并采用钛钉钛板进行前后端坚固内固定。

4. 面神经损伤

面神经损伤是面部除皱手术常见的并发症。在进行面部软组织剥离时，需注意分离层次，术中使用钝性分离，及时止血，保证术野清晰，避免盲目、粗暴操作。注意保护分离出来的神经。

5. 术后血肿和感染

术中清晰的术野和有效的止血操作不仅可以降低血肿的风险，而且可以最大程度地减少失血量。术后口内切口渗血是血肿最明

193

显的表现。发现血肿时，必须及时采取措施，包括抽吸血肿、负压引流和加压包扎。存在血肿时更容易发生感染，同时，维持口腔卫生，对预防术后感染非常重要，术后患者应进冷流食，并勤漱口。如果出血难以控制或感染严重，需行二次手术进行术区止血和清创引流。

6. 局部淤青、皮肤感觉异常等

面部淤青通常在术后 2 ~ 3 周自行消除，无须特殊处理。皮肤感觉异常一般术后半年逐渐恢复至正常，如术中切断眶上和（或）滑车上神经，可能出现局部皮肤感觉永久性丧失。

参考文献

[1] 董博，王学东．面神经颞支的应用解剖．解剖学研究，2008，30（4）：284-285，293.

[2] 王志军，王娜，胡刚，等．面神经腮腺外分支的解剖学研究及其临床意义．组织工程与重建外科杂志，2006，2（1）：31-34.

[3] KOICHI WATANABE，MOHAMMADALI M SHOJA，MARIOS LOUKAS，et al. Anatomy for Plastic Surgery of the Face，Head，and Neck. Stuttgart：Thieme，2017.

[4] MICHAEL SCHUENKE，ERIK SCHULTE，UDO SCHUMACHER.Head，Neck，and Neuroanatomy（THIEME Atlas of Anatomy），Latin nomenclature. Stuttgart：Thieme，2016.

[5] 王炜．整形外科学．杭州：浙江科学技术出版社，1999.

[6] 胡静，王大章．正颌外科．北京：人民卫生出版社，2006.

[7] ZHAO Q，ZHOU R，ZHANG X，et al. Morphological quantitative criteria and aesthetic evaluation of eight female han face types. Aesthet plast surg，2013，37（2）：445-453.

[8] GAO Y，NIDDAM J，NOEL W，et al. Comparison of aesthetic facial criteria between Caucasian and East Asian female populations：an esthetic surgeon's perspective. Asian J Surg，2018，41（1）：4-11.

[9] ZOU C，NIU F，YU B，et al. Zygomatic complex change after reduction malarplasty and its geometric model：a retrospective clinical study. J Oral Maxil Surg，2015，73（11）：2196-2206.

[10] WANG R H，HO C，LIN H，et al. Three-dimensional cephalometry for orthognathic planning：normative data and analyses. J Formos Med Assoc，2020，119（1 Pt 2）：191-203.

[11] KAYA K S，TÜRK B，CANKAYA M，et al. Assessment of facial analysis measurements by golden proportion. Braz J Otorhinolar，2019，85（4）：494-501.

[12] RHEE S C，LEE S H. Attractive composite faces of different races. Aesthet Plast Surg，2010，34（6）：800-801.

[13] PUSIC A L，KLASSEN A F，SCOTT A M，et al. Development and psychometric evaluation of the FACE-Q satisfaction with appearance scale. Clin Plast Surg，2013，40（2）：249-260.

[14] HARRIS D L，CARR A T. The Derriford appearance scale（DAS59）：a new psychometric scale for the evaluation of patients with disfigurements and aesthetic problems of appearance. British Journal of Plastic Surgery，2001，54（3）：216-222.

[15] COPAS J B，ROBIN A A. The facial appearance sorting test（FAST）：an aid to the selection of patients for rhinoplasty. British Journal of Plastic Surgery，1989，42（1）：65-69.

[16] JEFFREY E J. Essentials of Plastic Surgery. 2th ed.Columbus：Quality Medical Publishing，2014：149-150.

[17] 黄洪章，杨斌.颅颌面外科学.北京：科学技术文献出版社，2005.

[18] EDUARDO D，RODRIGUEZ E D. Plastic Surgery. 3rd ed.Philadelphia：Elsevier Saunders，2013.

[19] SHAH S M，JOSHI M R. An assessment of asymmetry in the normal craniofacial complex. Angle Orthod，1978，48（2）：141-148.

[20] PECK S，PECK L，KATAJA M. Skeletal asymmetry in esthetically pleasing faces. Angle Orthod，1991，61（1）：43-48.

[21] SEVERT T R，PROFFIFIT W R. The prevalence of facial asymmetry in the dentofacial deformities population at the University of North Carolina. Int J Adult Orthod Orthognath Surg，1997，12（3）：171-176.

[22] SAMMAN N，TONG A C，CHEUNG D L，et al . Analysis of 300 dentofacial deformities in Hong Kong. Int J Adult Orthod Orthognath Surg，1992，7（3）：181-185.

[23] BURSTONE C J. Diagnosis and treatment planning of patients with asymmetries. Semin Orthod，1998，4：153-164.

[24] HARAGUCHI S，TAKADA K，YASUDA Y. Facial asymmetry in subjects with skeletal class III deformity. Angle Orthod，2002，72（1）：28-35.

[25] SATOH K. Mandibular contouring surgery by angular contouring combined with genioplasty in orientals. Plast Reconstr Surg，1998，101（2）：461-472.

[26] GUI L，YU D，ZHANG Z，et al. Intraoral one-stage curved osteotomy for the prominent mandibular angle：a clinical study of 407 cases. Aesthet Plast Surg，

2005, 29（6）: 552-557.

[27] HSU Y C, LI J, HU J, et al. Correction of square jaw with low angles using mandibular 'V-line' ostectomy combined with outer cortex ostectomy. Oral Surg Oral Med Oral Pathol Oral Radiol Endodontol, 2010, 109（2）: 197-202.

[28] SHAO Z, PENG Q, XU Y, et al. Combined long curved ostectomy in the inferior mandibular border and angle of the mandible with splitting corticectomy for reduction of the lower face. Aesthet Plast Surg, 2011, 35（3）: 382-389.

[29] BURSTONE C J. Diagnosis and treatment planning of patients with asymmetries. Semin Orthod, 1998, 4（3）: 153-164.

[30] KIM J Y, JUNG H D, JUNG Y S, et al. A simple classifification of facial asymmetry by TML system. J Craniomaxillofac Surg, 2014, 42（4）: 313-320.

[31] ZHANG C, TENG L, CHAN F C, et al. Single stage surgery for contouring the prominent mandibular angle with a broad chin deformity: en-bloc mandibular angle-body-chin curved ostectomy（MABCCO）and outer cortex grinding（OCG）. J Craniomaxillofac Surg, 2014, 42（7）: 1225-1233.

[32] SONG G, ZONG X, GUO X, et al. Single-stage mandibular curved ostectomy on affected side combined with bilateral outer cortex grinding for correction of facial asymmetry: indications and outcomes. Aesth Plast Surg, 2019, 43（3）: 733-741.

[33] 郑东学. 现代韩国鼻整形术. 沈阳: 辽宁科学技术出版社, 2005.

[34] YOON E S, SEO Y S, KANG D H, et al. Analysis of incidences and types of complications in mandibular angle ostectomy in Koreans. Ann Plast Surg, 2006, 57（5）: 541-544.

[35] LAI C, JIN X, ZONG X, et al. En-bloc u-shaped osteotomy of the mandible and chin for the correction of a prominent mandibular angle with long chin. J Craniofac Surg, 2019, 30（5）: 1359-1363.

[36] ZOU C, WANG J Q, LIU J F, et al. Reduction malarplasty with face-lift for older asians with prominent zygoma. Ann Plast Surg, 2016, 77（2）: 141-144.

[37] UEKI K, MOROI A, YOSHIZAWA K. Stability of the chin after advancement genioplasty using absorbable plate and screws with template devices. J Craniomaxillofac Surg, 2019, 47（10）: 1498-1503.

[38] PARK J H, JUNG H D, CHA J Y, et al. Hard and soft tissue changes and long-term stability after vertical height reduction genioplasty using biodegradable

笔记

fixation. Int J Oral Maxillofac Surg, 2019, 48（8）: 1051-1056.

[39] TAURO D P, MANAY R S. The stair step genioplasty: a modification of the oblique sagittal sliding genioplasty.Br J Oral Maxillofac Surg, 2019, 57（10）: 1163-1164.

[40] 陈莹, 牛峰, 归来, 等. 三维数字化在颏部水平截骨术中的应用. 中国美容整形外科杂志, 2017, 28（1）: 16-18.

[41] MOHLHENRICH S C, HEUSSEN N, KAMAL M, et al. Influence of setback and advancement osseous genioplasty on facial outcome: a computer-simulated study. J Craniomaxillofac Surg, 2015, 43（10）: 2017-2025.

[42] 靳小雷. 基于下颌角－体－颏部连续性截骨及下颌骨外板打磨矫正面下部轮廓畸形. 福州: 2015267.

[43] ERBE C, MULIE R M, RUF S.Advancement genioplasty in class I patients: predictability and stability of facial profile changes. Int J Oral Maxillofac Surg, 2011, 40（11）: 1258-1262.

[44] 卢建建, 滕利, 靳小雷, 等. 颏部双阶梯水平截骨术在严重小颏畸形治疗中的应用. 中国美容医学, 2011, 20（4）: 567-569.

[45] 李慧超, 吕长胜, 张智勇, 等. 颏形态综合分析在颏部水平截骨整形术中的应用. 中国美容整形外科杂志, 2007, 18（1）: 9-12.

[46] JONES B M, VESELY M J. Osseous genioplasty in facial aesthetic surgery-a personal perspective reviewing 54 patients. J Plast Reconstr Aesthet Surg, 2006, 59（11）: 1177-1187.

[47] 华泽权, 刘妍琼, 孙连军, 等. 下颌前部水平截骨颏成形术的稳定性及颏神经功能研究. 中华整形外科杂志, 2005, 21（3）: 230-231.

[48] MILES B A, JR J. Osseous genioplasty: technical considerations. Operative Techniques in Otolaryngology-Head and Neck Surgery, 2007, 18（3）: 181-188.

[49] FERRETTI G, REYNEKE J P.GENIOPLASTY. Atlas of the oral and maxillofacial surgery clinics, 2016, 24（1）: 79-85.

[50] ADAMS W M. Bilateral hypertrophy of the masseter muscle; an operation for correction; case report. Br J Plast Surg, 1949, 2（2）: 78-81.

[51] BAEK S M, KIM S S, BINDIGER A. The prominent mandibular angle: preoperative management, operative technique, and results in 42 patients. Plast Reconstr Surg, 1989, 83（2）: 272-280.

[52] YANG D B, SONG H S, PARK C G. Unfavorable results and their resolution in mandibular contouring surgery. Aesthet Plast Surg, 1995, 19（1）: 93-102.

[53] YOON E S, SEO Y S, KANG D H, et al. Analysis of incidences and types of complications in mandibular angle ostectomy in Koreans. Ann Plast Surg, 2006, 57（5）: 541-544.

[54] LEE S W, AHN S H. Angloplasty revision: importance of genioplasty for narrowing of the lower face. Plast Reconstr Surg, 2013, 132（2）: 435-442.

[55] YU P, SONG G, ZONG X, et al. Strategies of mandibular revision: a retrospective study of revisional mandibular surgery for unaesthetic results of previous mandibular reduction. Aesthetic Plast Surg, 2018, 42（6）: 1609-1617.

[56] ZHAO J, SONG G, ZONG X, et al. Volumetric mandibular change after angle ostectomy and outer cortex grinding. J Craniomaxillofac Surg, 2018, 46（3）: 432-437.

[57] ZHAO J, JIN X, TENG L, et al. Strategy to minimize oral mucosal tear and lip injury in facial contouring and orthognathic surgery. J Craniofac Surg, 2013, 24（5）: 485-486.

[58] XU J J, TENG L, JIN X L, et al. Iatrogenic mandibular fracture associated with third molar removal after mandibular angle osteotectomy. J Craniofac Surg, 2014, 25（3）: 263-265.

[59] 王兴，张震康，张熙恩. 正颌外科手术学. 济南：山东科学技术出版社，1999.

[60] KIM C H, LEE J H, CHO J Y, et al. Skeletal stability after simultaneous mandibular angle resection and sagittal split ramus osteotomy for correction of mandible prognathism. J Oral Maxillofac Surg, 2007, 65（2）: 192-197.

[61] XIAO Y, SUN X, WANG L, et al. The application of 3D printing technology for simultaneous orthognathic surgery and mandibular contour osteoplasty in the treatment of craniofacial deformities. Aesthetic Plast Surg, 2017, 41（6）: 1413-1424.

[62] KIM J S, CHANG H H, RYU S H, et al. Gonial angle reduction during mandibular sagittal split ramus osteotomy. J Kor Oral Maxillofac Surg, 2001, 27: 258.

[63] KIM J J, LEE E Y, SEOK H, et al. An improved technique for zygoma reduction malarplasty. J Craniomaxillofac Surg, 2018, 46（4）: 654-659.

[64] CHEN T, HSU Y, LI J, et al. Correction of zygoma and zygomatic arch protrusion in East Asian individuals. Oral Surg Oral Med Oral Pathol Oral Radiol Endod, 2011, 112（3）: 307-314.

[65] NAKANISHI Y, NAGASAO T, SHIMIZU Y, et al. The boomerang osteotomy- a new method of reduction malarplasty. J Plast Reconstr Aesthet Surg, 2012, 65（5）: 111-120.

[66] LEE T S. The importance of shaving the zygomatic process during reduction malarplasty. Int J Oral Maxillofac Surg, 2016, 45（8）: 1002-1005.

[67] BAEK R M, KIM J, KIM B K. Three-dimensional assessment of zygomatic malunion using computed tomography in patients with cheek ptosis caused by reduction malarplasty. J Plast Reconstr Aesthet Surg, 2012, 65（4）: 448-455.

[68] ZOU C, NIU F, YU B, et al. Zygomatic complex change after reduction malarplasty and its geometric model: a retrospective clinical study. J Oral Maxillofac Surg, 2015, 73（11）: 2196-2206.

[69] KIM T, BAEK S H, CHOI J Y. Reduction malarplasty according to esthetic facial unit analysis: retrospective clinical study of 23 cases. J Oral Maxillofac Surg, 2014, 72（8）: 1565-1578.

[70] 李根，侯敏. 不同类型 L 形截骨颧骨颧弓降低术的应用进展. 中国美容整形外科杂志, 2019, 30（12）: 731-733.

[71] 刘燕平. 三维 CT 重建下骨性测量对颧骨颧弓梭形截骨术效果的评价研究. 南昌: 南昌大学医学院, 2017.

[72] 冯传波. 口内入路平行双 L 形截骨颧骨颧弓突出矫正术 // 颅颌面外科专业学组, 数字化专业学组. 2015 年中华医学会整形外科学分会第十四次全国学术交流会论文集. 福州: 2015.

[73] 高占巍，路会，陈波，等. 颧骨双 L 形截骨联合颧弓骨 Z 成形术矫治颧骨颧弓过高. 广州: 2014260.

[74] 张强，郭军，孟志兵，等. 颧骨颧弓缩小联合下颌角截骨整形术后咀嚼肌群变化的研究. 中国美容医学杂志, 2014, 23（2）: 116-120.

[75] 林立新，林洪哲，黄勇，等. 改良颧骨颧弓截骨缩小术的临床应用. 中华医学美学美容杂志, 2011, 17（4）: 269-272.

[76] 王毅敏，CHEK-HAU CHUA，穆雄铮，等. 颧骨颧弓缩小截骨术的手术径路比较. 中国美容医学, 2008, 17（1）: 53-55.

[77] 曹玮，叶子荣，吴毅平，等. 颧骨颧弓缩小及下颌角截骨术 27 例临床体会.

中国美容医学杂志，2008，17（11）：1607-1609.

[78] SANGHOON PARK. The Reduction Malarplasty with Coronal Approach// SANGHOON PARK.Facial Bone Contouring Surgery，A Practical Guide.Berlin：Springer，2018：159-165

[79] 陈小平，宋建良，朱云山，等. 颧骨复合体肥大的面型特征与诊断标准. 实用美容整形外科杂志，2003，14（4）：199-201.

[80] 祁佐良，顾斌，Gontur SamSuwa，等. 上海地区年轻女性颧骨颧弓测量及诊断标准的研究. 中华医学美容杂志，1999，5（3）：122-125.

[81] 马福顺，陈宗基，郑永生，等. 颧部骨性测量及其意义. 整形再造外科杂志，2005，2（2）：76-78.

[82] 吴溯帆. 注射美容整形技术. 杭州：浙江科学技术出版社，2015：30-31.

[83] BECKERS H L. Masseteric muscle hypertrophy and its intraoral surgical correction. J Maxillofac Surg，1977，5（1）：28-35.

[84] GIERLOFF M，STOHRING C，BUDER T，et al. Aging changes of the midfacial fat compartments：a computed tomographic study. Plast Reconstr Surg，2012，129（1）：263-273.

[85] LOUKAS M，KAPOS T，LOUIS R J JR，et al. Gross anatomical，CT and MRI analyses of the buccal fat pad with special emphasis on volumetric variations. Surg Radiol Anat，2006，28（3）：254-260.

[86] STUZIN J M，WAGSTROM L，KAWAMOTO H K，et al. The anatomy and clinical applications of the buccal fat pad. Plast Reconstr Surg，1990，85（1）：29-37.

[87] ARCE K. Buccal fat pad in maxillary reconstruction. Atlas Oral Maxillofac Surg Clin North Am，2007，15（1）：23-32.

[88] 姜平，钟世镇. 面部表浅肌肉腱膜系统（SMAS）的解剖学研究. 中国临床解剖学杂志，1999：320-322.

[89] PARK S. Facial contouring surgery：a practical guide. Seoul：Springer nature，2018.

[90] RICHARD WARREN. Plastic surgery. Seattle：Elsevier Saunders，2013，2（3）：357.

[91] 董婷，叶年嵩，袁玲君，等. 颏部突度改变对面部美学的影响. 上海口腔医学，2019，28（5）：518-522.

[92] NAINI F B，DONALDSON A N，MCDONALD F，et al. Assessing the influence

of chin prominence on perceived attractiveness in the orthognathic patient, clinician and layperson. Int J Oral Maxillofac Surg, 2012, 41（7）：839-846.

[93] IOI H, YASUTOMI H, NAKATA S, et al. Effect of lower facial vertical proportion on facial attractiveness in Japanese. Orthod Waves, 2006, 65（4）：161-165.

[94] KIM S C, KIM H B, JEONG W S, et al. Comparison of facial proportions between beauty pageant contestants and ordinary young women of korean ethnicity：a three-dimensional photogrammetric analysis. Aesthetic Plast Surg, 2018, 42（3）：748-758.

[95] BAEK R M, LEE S W. Face lift with reposition malarplasty. Plast Reconstr Surg, 2009, 123（2）：701-708.

[96] SHIRAKABE Y, SUZUKI Y, LAM S M. A new paradigm for the aging Asian face.Aesthetic Plast Surg, 2003, 27（5）：397-402.

[97] SHAW R B JR, KATZEL E B, KOLTZ P F, et al. Aging of the mandible and its aesthetic implications.Plast Reconstr Surg, 2010, 125（1）：332-342.

[98] PESSA J E, SLICE D E, HANZ K R, et al. Aging and the shape of the mandible. Plast Reconstr Surg, 2008, 121（1）：196-200.

[99] MENDELSON B, WONG C H. Changes in the facial skeleton with aging：implications and clinical applications in facial rejuvenation.Aesthetic Plast Surg, 2012, 36（4）：753-760.

[100] ZHOU J, QI Z, JIN X. Modification of rhytidectomy：stepped lift of the superficial musculoaponeurotic system.J Craniofac Surg, 2019, 30（5）：1466-1470.

[101] MYUNG Y, KWON H, LEE S W, et al. Postoperative complications associated with reduction malarplasty via intraoral approach：a meta analysis. Ann Plast Surg, 2017, 78（4）：371-378.

[102] BAEK R M, KIM J, KIM B K. Three-dimensional assessment of zygomatic malunion using computed tomography in patients with cheek ptosis caused by reduction malarplasty. J Plast Reconstr Aesthet Surg, 2012, 65（4）：448-455.